読む
常備薬

決定版!

図解 いちばんわかりやすい

自律神経

「血流」「内臓」、自分で
コントロールできない
体の働きをリセット

順天堂大学医学部教授
小林弘幸

自律神経の乱《らん》!
コウとフクコの大げんか

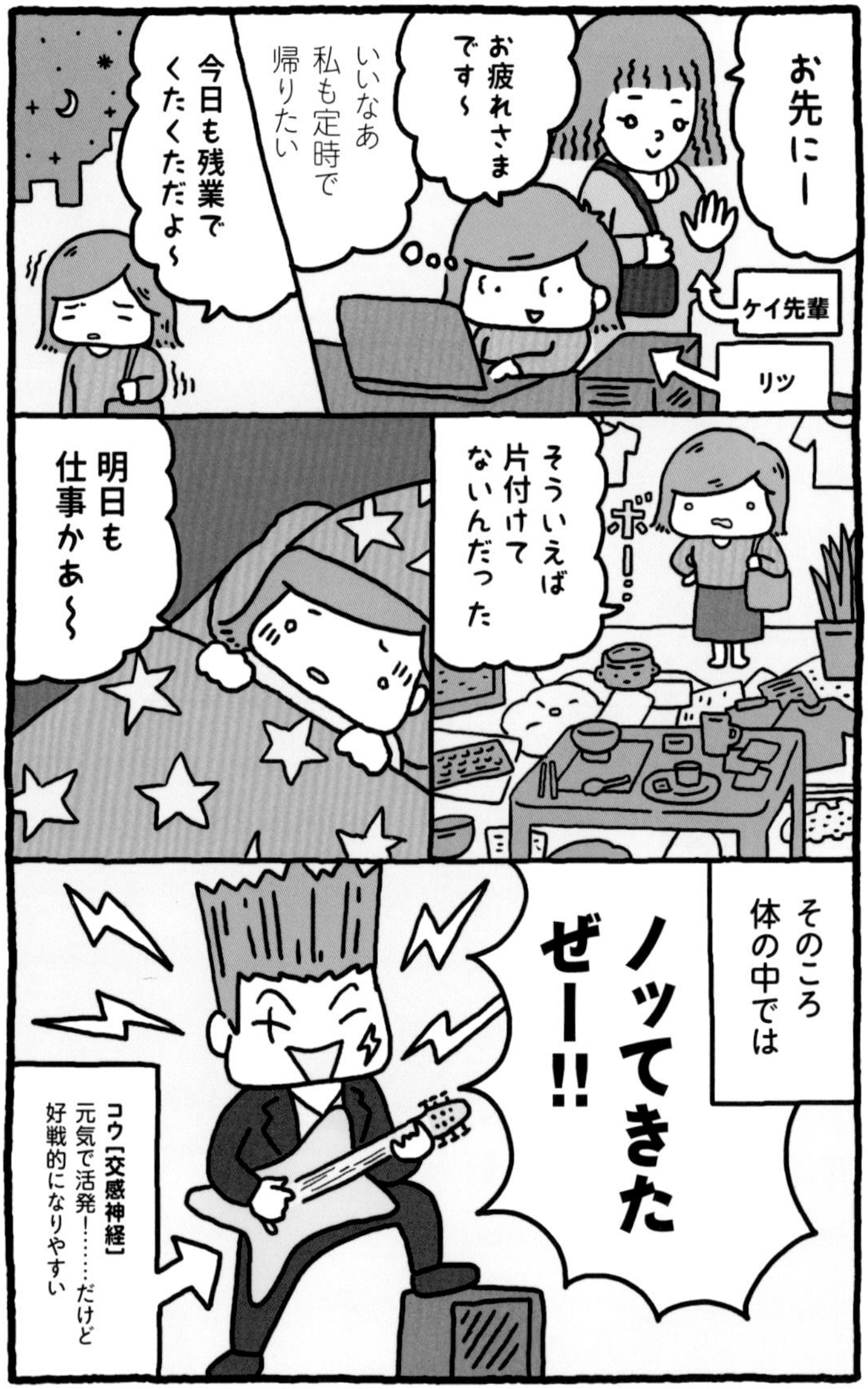

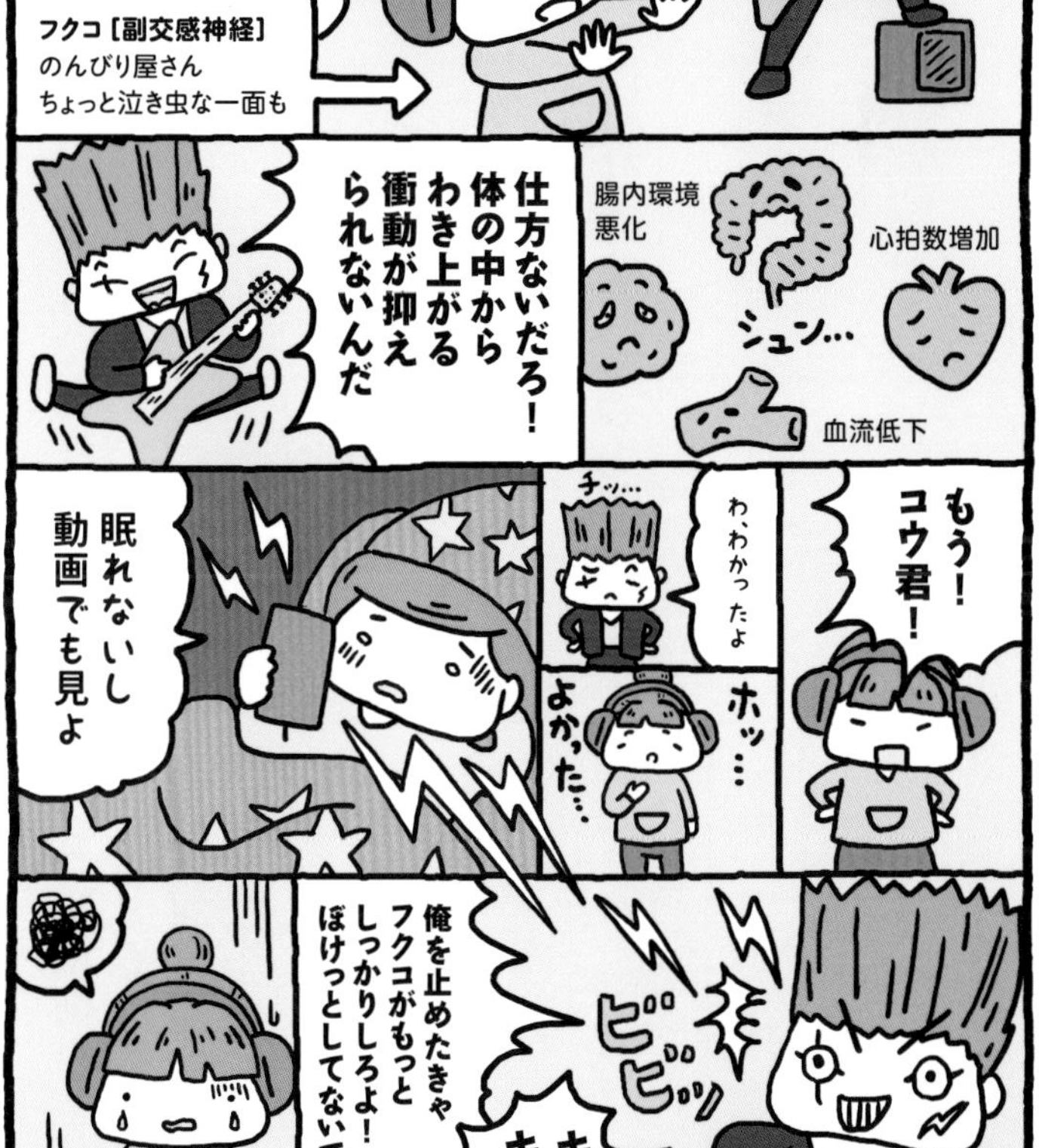
ちょっと
コウ君～
夜中は大きい音出すのやめようよ～内臓ちゃんたちもびっくりしてるよ～
フクコ［副交感神経］
のんびり屋さん
ちょっと泣き虫な一面も
腸内環境悪化
心拍数増加
シュン…
血流低下
仕方ないだろ！体の中からわき上がる衝動が抑えられないんだ
もう！コウ君！
チッ…
わ、わかったよ
ホッ…
よかった…
眠れないし動画でも見よ
ビビッ
キタキター!!
俺を止めたきゃフクコがもっとしっかりしろよ！ぼけっとしてないでさ！

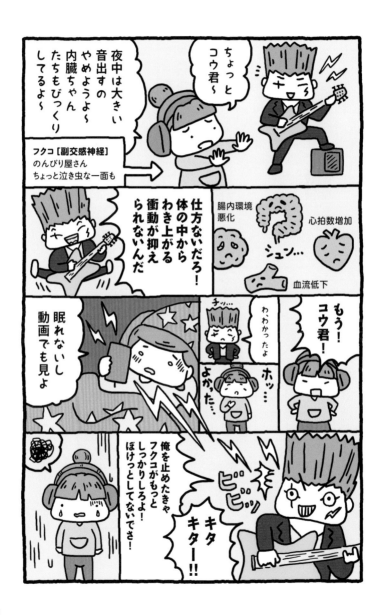

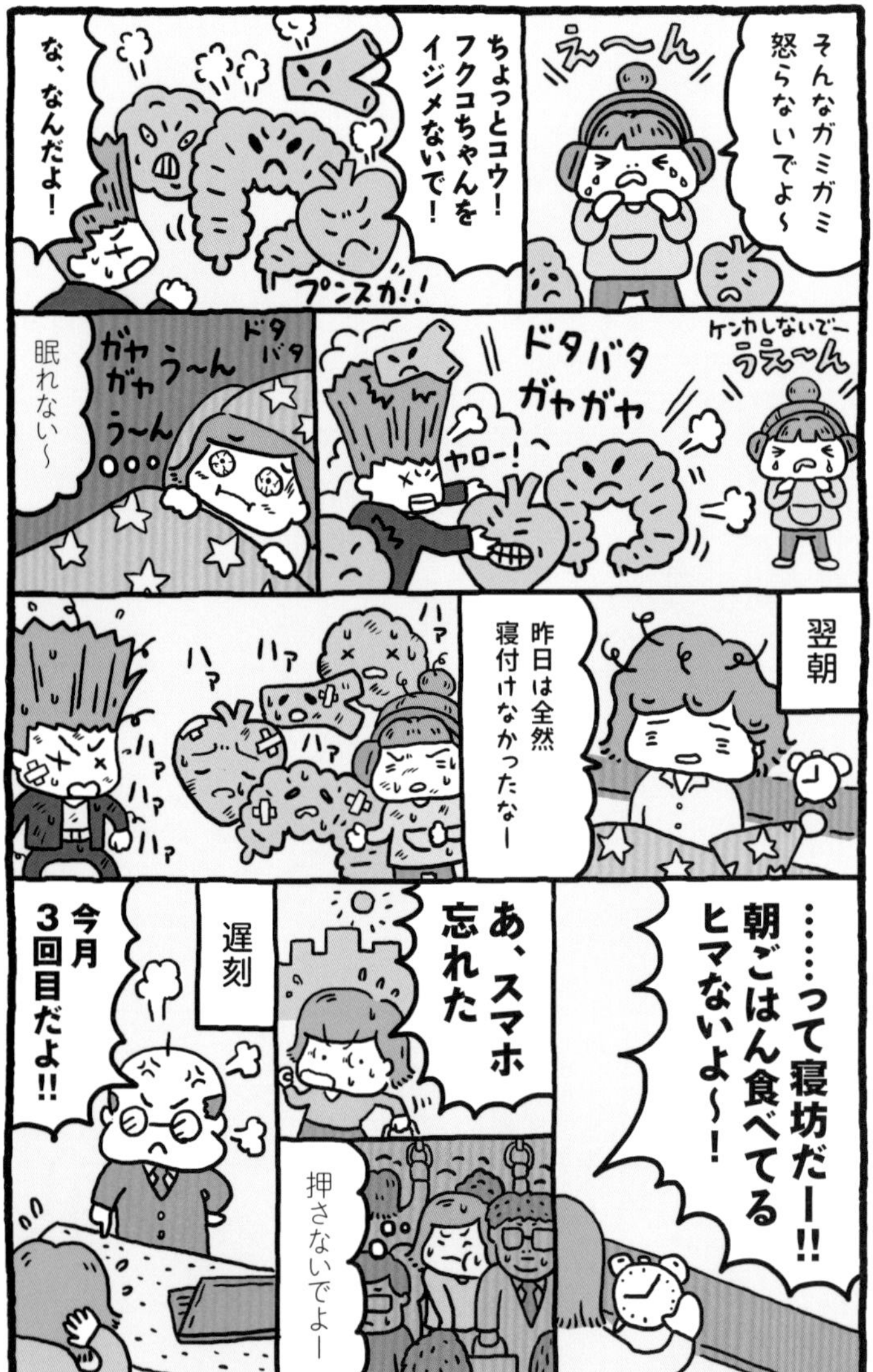
そんなガミガミ怒らないでよ～
え～ん
ちょっとコウ！フクコちゃんをイジメないで！
な、なんだよ！
プンスカ!!
ケンカしないで～
うえ～ん
ドタバタ
ガヤガヤ
ヤロー！
ドタバタ
ガヤガヤ
う～ん
う～ん
○○○
眠れない～
翌朝
昨日は全然寝付けなかったなー
ハァ
ハァ
ハァ
ハァ
ハァ
ハァ
……って寝坊だー!!
朝ごはん食べてるヒマないよ～！
あ、スマホ忘れた
押さないでよー
遅刻
今月3回目だよ!!

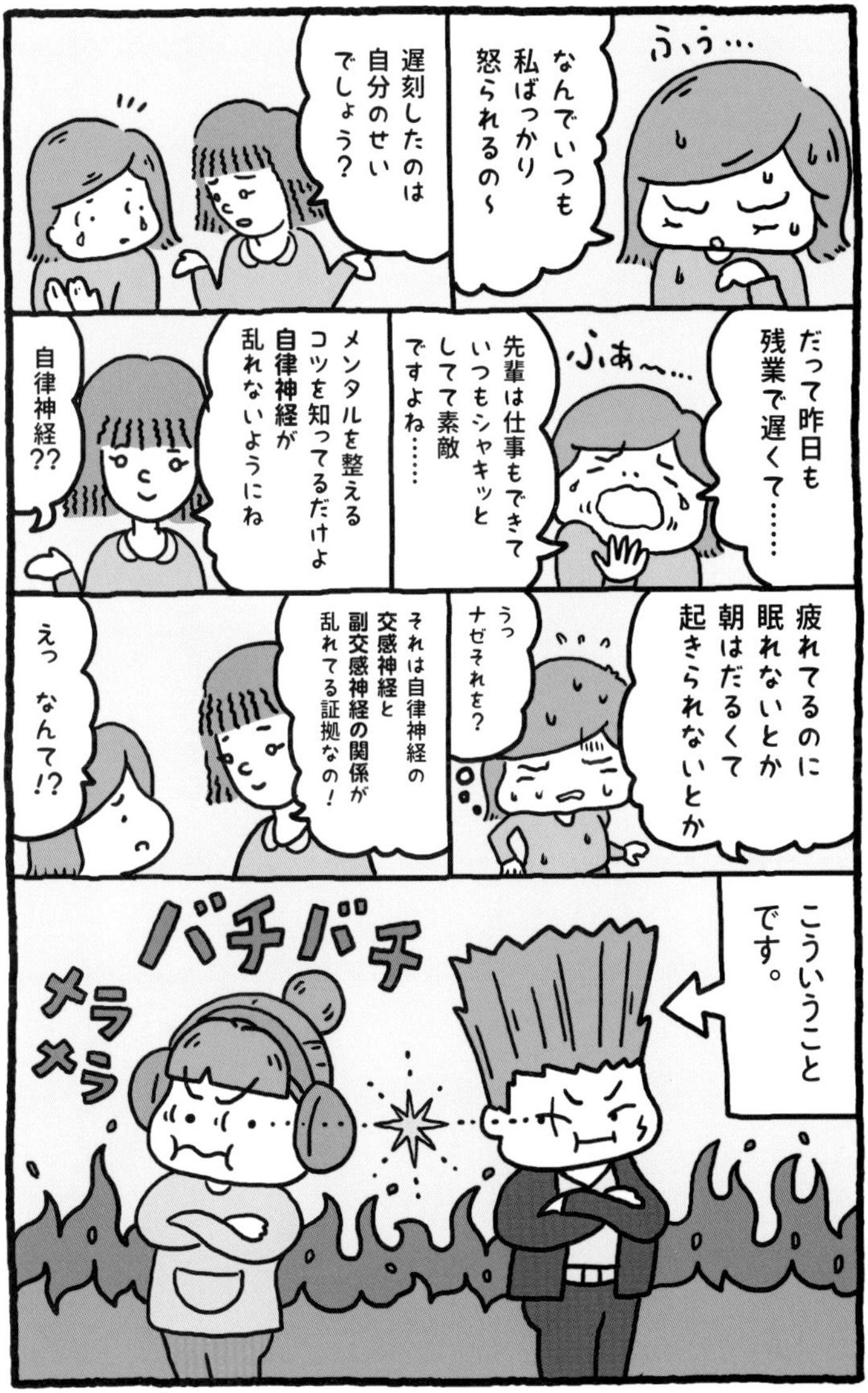
ふぅ…
なんでいつも私ばっかり怒られるの～
遅刻したのは自分のせいでしょう？
だって昨日も残業で遅くて……
ふあ～…
先輩は仕事もできていつもシャキッとしてて素敵ですよね……
メンタルを整えるコツを知ってるだけよ自律神経が乱れないようにね
自律神経??
疲れてるのに眠れないとか朝はだるくて起きられないとか
うっナゼそれを？
それは自律神経の交感神経と副交感神経の関係が乱れてる証拠なの！
えっ　なんて!?
こういうことです。
バチバチ
メラメラ

もくじ

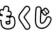

自律神経に関係する体調不良の原因や治療などは、医学的にも解明されていないところもあります。本書を使用しての独自判断ではなく、必ず専門医の診断を行ってください。

あなたの「自律神経」が乱れている？

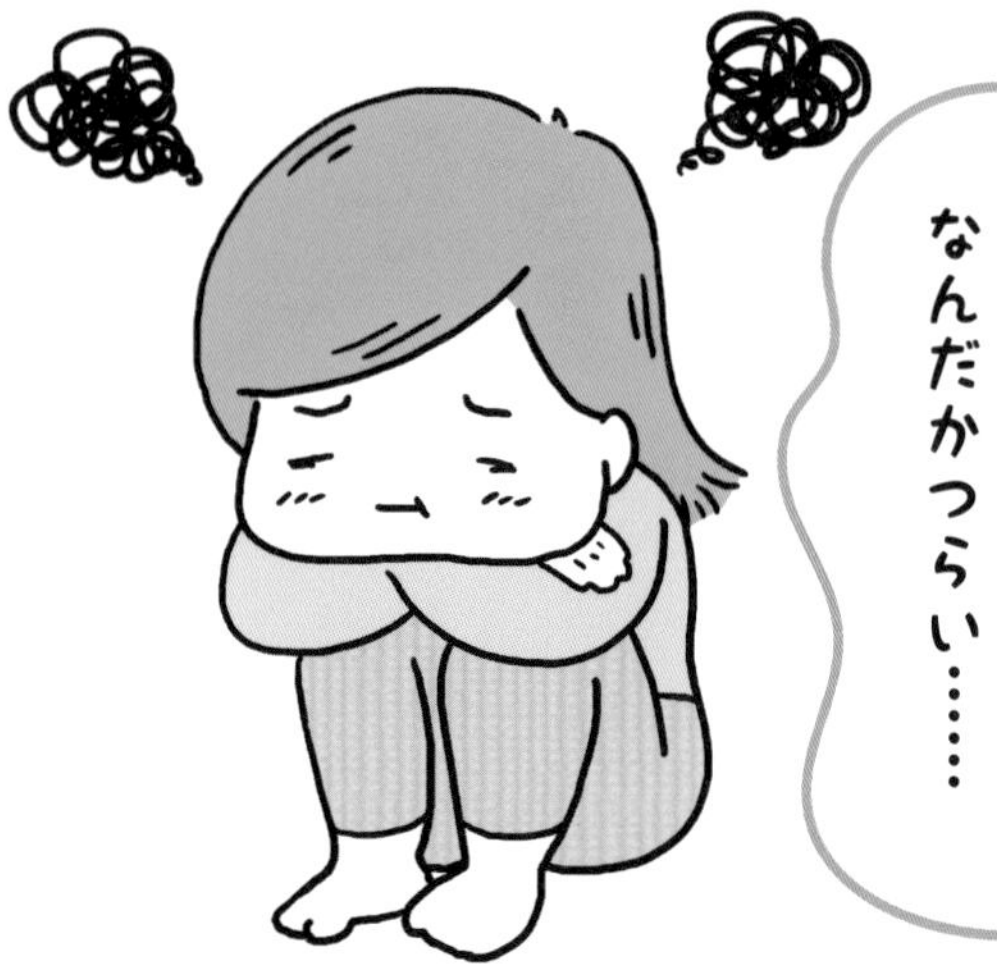

自律神経失調症

自律神経の働きが正常に機能しないことによって起こる
さまざまな症状の総称。

ストレスフルな現代社会で誰がなってもおかしくない

　なんともいえない倦怠感やイラつき、頭痛や不眠は、「自律神経失調症」が原因かもしれません。ストレスや不規則な生活によって自律神経のバランスが乱れ、心身にさまざまな不調があらわれている状態になっています。

　現代の日本は、人間関係や仕事のストレス、新型コロナウイルスの影響が重なり合って、かつてないストレス社会に。いまや自律神経失調症は、誰がなってもおかしくないのです。

さまざまな症状があらわれる

精神症状から身体症状まで多種多様で、
人によって症状のあらわれ方やその度合いも異なる。
複数の症状が同時にあらわれることが多い。

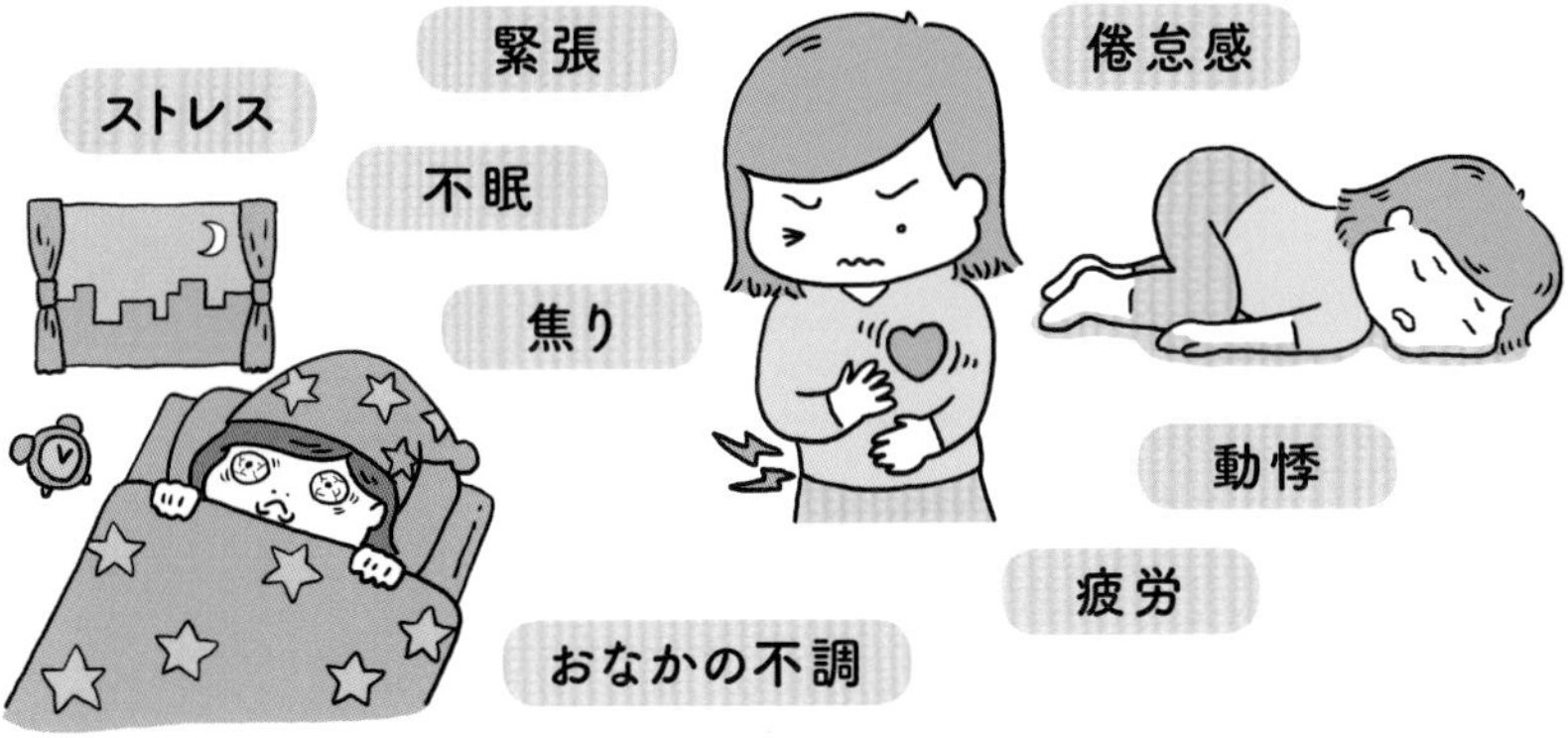
緊張
ストレス
不眠
焦り
倦怠感
動悸
疲労
おなかの不調

○ 生活の変化によるダメージも……

新型コロナウイルスによる生活の変化や
制限がストレスとなり、心と体がじわじわと疲弊して
自律神経のバランスが乱れてしまう。

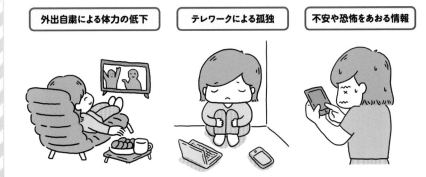

外出自粛による体力の低下

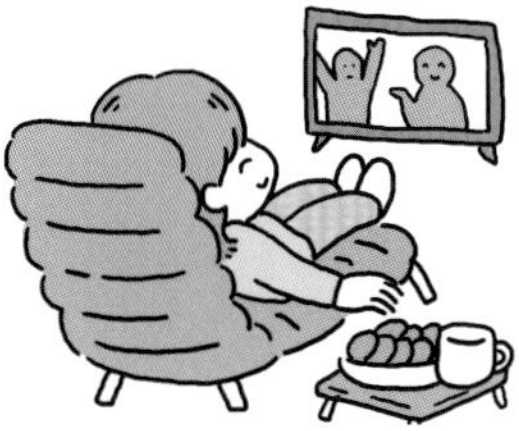

テレワークによる孤独

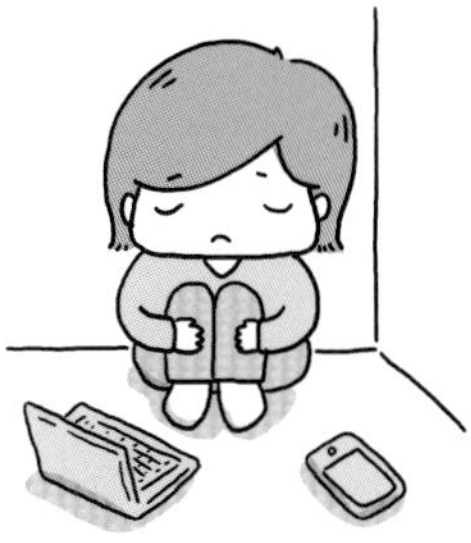

不安や恐怖をあおる情報

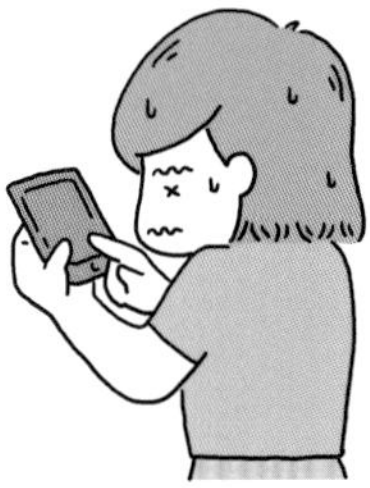

こんなシグナルが出たら危ない！

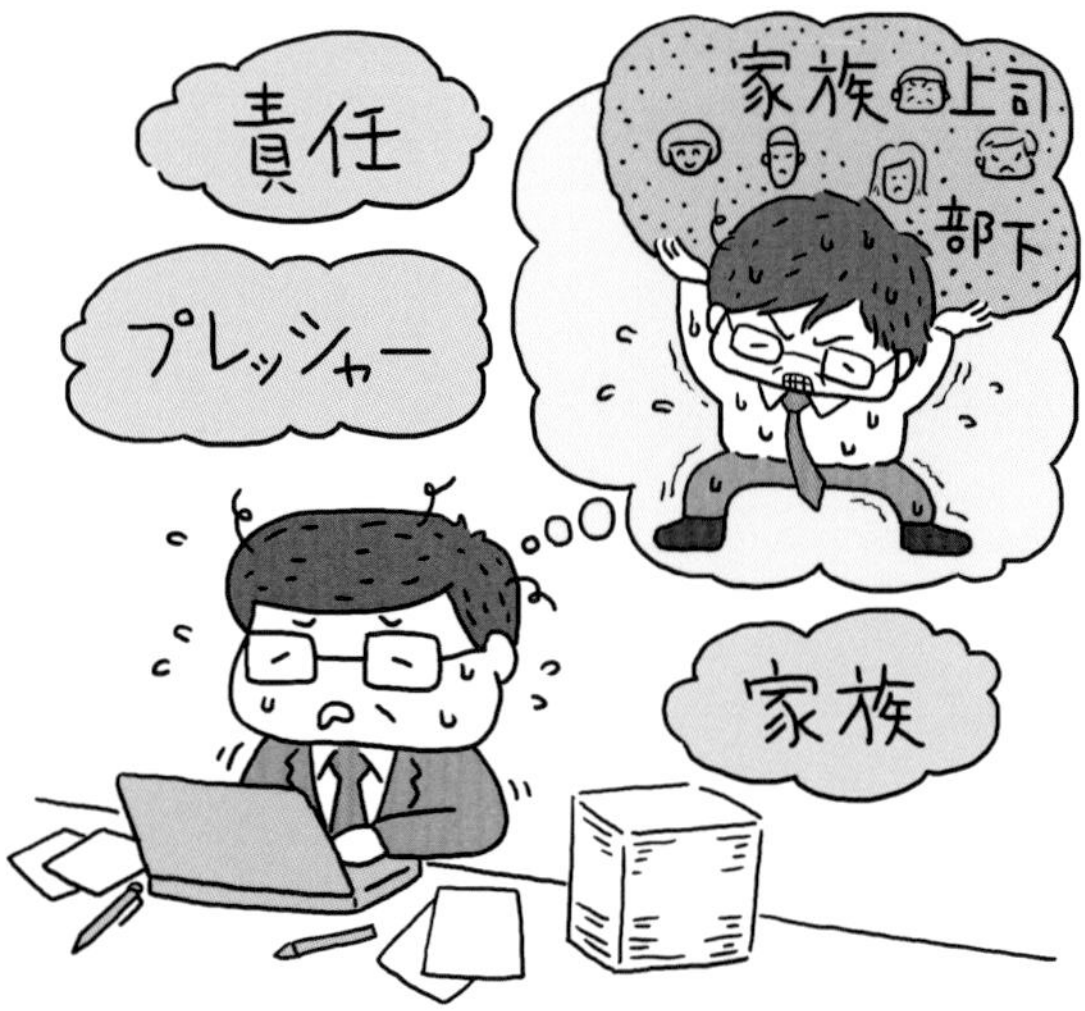

体からのサインに気付けなくなっている

慌ただしく不安定な世の中、私たちは知らず知らずのうちにさまざまなストレスにむしばまれています。厄介なのは、ストレスに対して鈍感になっているということ。置かれた立場や社会環境が、「気付けない」ようにさせているといってもよいかもしれません。

体に重大な病気が見つかったり、心がふさぎ込んだりしてしまう前に、心と体の状態を正しく認識することが大切なのです。

自律神経失調症のセルフチェック

体の症状

- □ すぐに疲れる。また、休んでも疲れが取れない
- □ 夜、眠れなかったり、寝ても途中で目が覚めたりする
- □ 胸の締め付け、息苦さを感じる
- □ 心臓がバクバクして、脈拍が速くなる
- □ いつも手足が冷えている
- □ 食欲がない。または、食べすぎてしまうことが増えた
- □ 便秘と下痢を繰り返している
- □ 肩や首のこり、腰痛などがある
- □ 頭痛や耳鳴り、めまい、ふらつきがよくある
- □ 風邪をひきやすくなった
- □ 肌が乾燥する、赤味が出てかゆくなることがある
- □ 急激に体重が増加したり、むくみが出たりしている

心の症状

- □ 何をするにもやる気が起きない
- □ いつも焦りや不安などの心配事がある
- □ 集中力がなく、気持ちが散漫になりやすい
- □ 理由もなくイライラすることが多い
- □ 他人からの評価や視線を気にしやすい
- □ 思考力や決断力の低下を感じるようになった
- □ 感動や喜びを感じることが少なくなった
- □ 人前で緊張しやすい
- □ 悪いニュースに影響を受けやすい

当てはまる症状がひとつでもあれば、自律神経失調症の可能性がある！
また、☑の数が多い人ほど自律神経のバランスが乱れている状態。

「自律神経」の正体はいったい何？

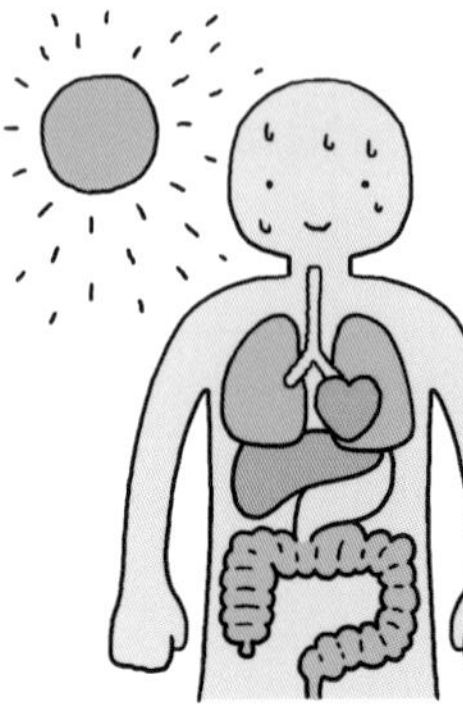

自律神経

自分の意思に関係なく心臓や内臓の働き、血流、発汗、体温調節などを行う。

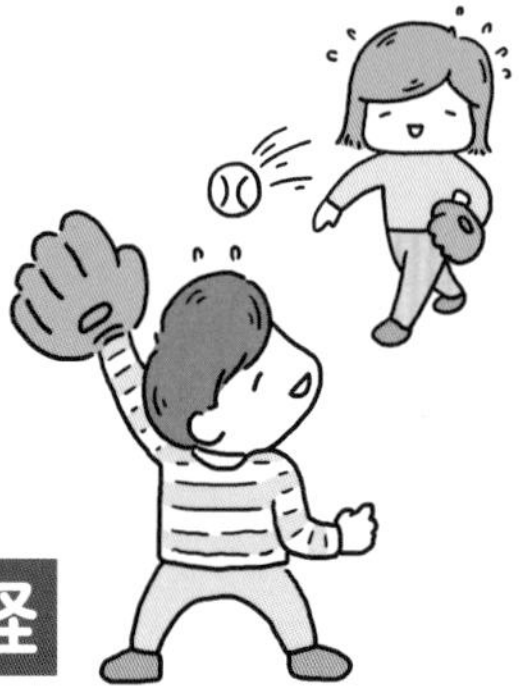

体性神経

目で見た情報を脳に伝え、自分の意思で手足を動かすことができる。

体の機能を自動的にコントロールしている

ところで「自律神経」とは、何でしょう？私たちの体の中では、毎日休むことなく心臓や内臓が動き、血液が流れ、呼吸や体温調節が行われています。こうした全身の機能を、無意識にコントロールしているのが「自律神経」なのです。反対に、意識的に体を動かすことができるのは「体性神経」の働きによるもの。

体の神経のしくみを知れば、自律神経が何で、どこにあるのか、より理解が深まります。

神経のしくみ

神経は、私たちの体を構成する37兆個もの細胞をつなぎ、
体中に張り巡らされ、さまざまな信号を伝達する役割を持っている。
物を見たり、痛みやストレスを感じたりするのは神経の働きによるもの。

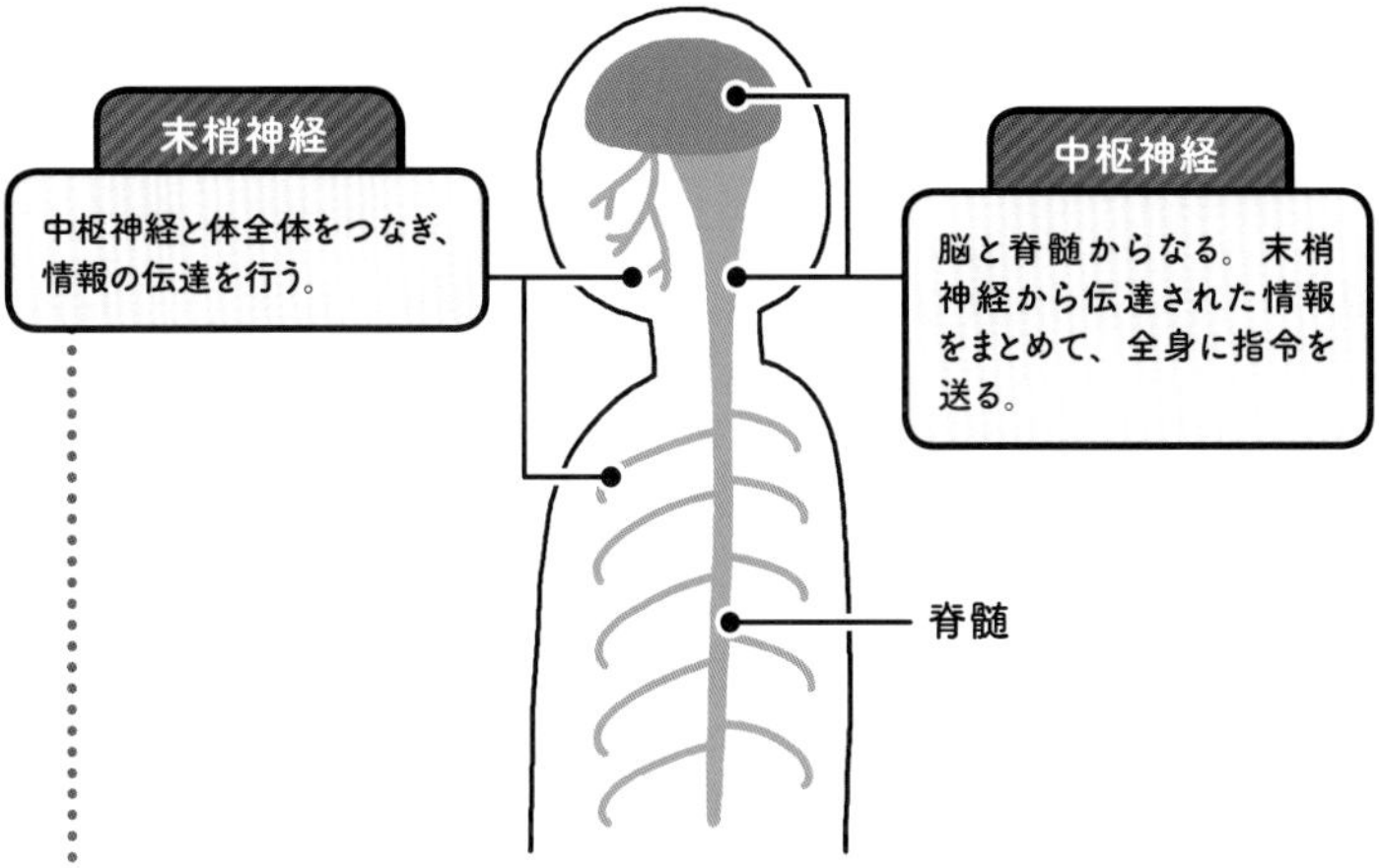
末梢神経
中枢神経と体全体をつなぎ、情報の伝達を行う。
中枢神経
脳と脊髄からなる。末梢神経から伝達された情報をまとめて、全身に指令を送る。
脊髄

自律神経 無意識に体の機能を調整する働きがある

○ 交感神経
緊張・興奮の神経

○ 副交感神経
リラックスの神経

自律神経のバランスを左右する交感神経と副交感神経の働きについてはP.14で紹介！

体性神経 体表で知覚した情報を脳に伝え、体を意識的に動かす働きがある

○ 知覚神経
目や口、皮膚など全身が感じた刺激を中枢神経に伝える神経

○ 運動神経
中枢神経から体の各部位に、筋肉を動かす指令を伝える神経

交感神経と副交感神経の関係は？

自律神経のバランス

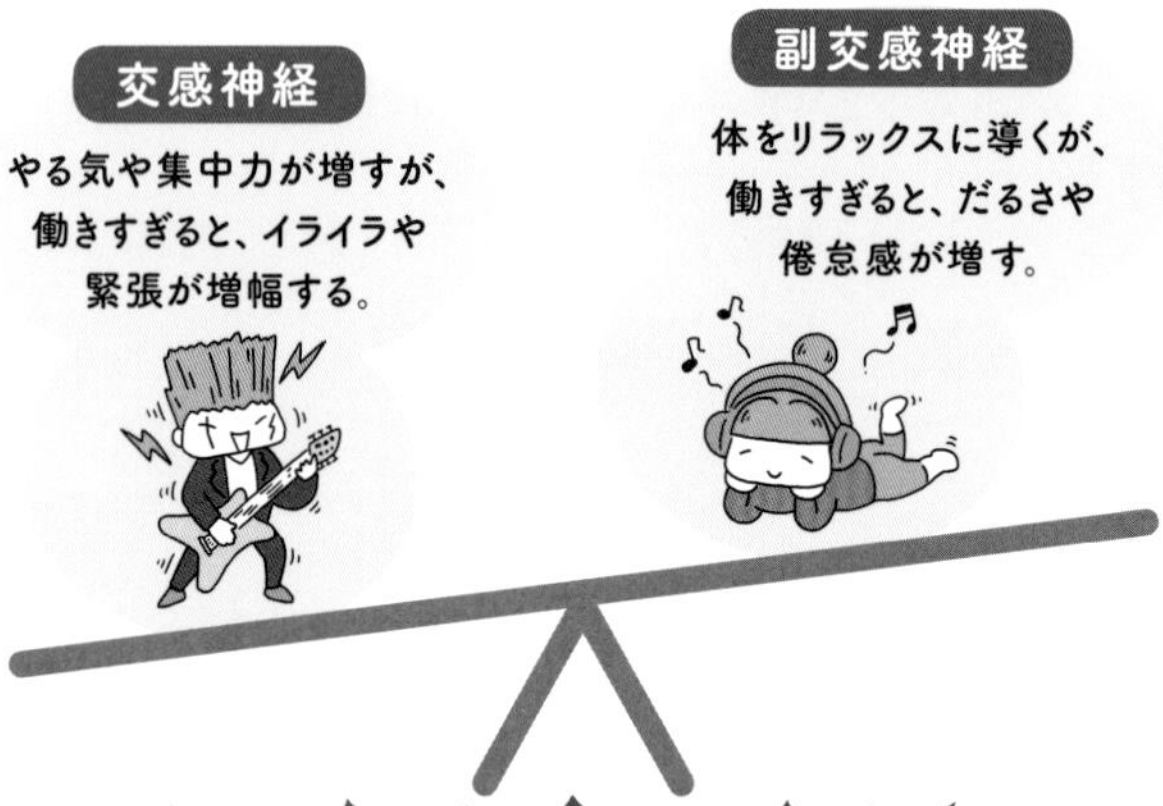
交感神経
やる気や集中力が増すが、
働きすぎると、イライラや
緊張が増幅する。
副交感神経
体をリラックスに導くが、
働きすぎると、だるさや
倦怠感が増す。

自律神経失調症はふたつがバランスよく働いていない状態!!

アクセルとブレーキ 理想のバランスは1：1

自律神経には、「交感神経」と「副交感神経」があり、ふたつがバランスを取り合うことで健康状態を保っています。

交感神経は「活動」の神経で、車でいうとアクセル、副交感神経は「休息」の神経で、ブレーキの役割を持っています。正常な車はアクセルとブレーキが両方ともよく働くのと同じで、体もこのふたつの神経が、ともによく働かなければ正常な状態とはいえません。

自律神経のマトリックス図

交感神経と副交感神経の両方がともに高いレベルで
働いていることが、自律神経が「整っている」といえる状態。
どちらかが働きすぎても働かなさすぎても
心と体の健康状態に悪影響が出てしまう！

（縦軸：交感神経　高↑↓低／横軸：副交感神経　低←→高）

① はつらつタイプ

交感神経も
副交感神経も高い

心身ともに
ベストな状態！

② けだるげタイプ

交感神経が低く
副交感神経が高い

やる気が起きず
行動力が弱まる

③ いらいらタイプ

交感神経が高く
副交感神経が低い

焦りや不安が強く
怒りっぽい

④ くたくたタイプ

交感神経も
副交感神経も低い

常に疲れて
ぐったりしている

現代の日本人に多いのは③のタイプ

不安やストレスの多い生活が、交感神経の働きを刺激！
副交感神経の働きを高める過ごし方や考え方へ改善が必要。

過ごし方のコツは2章へ　→P.51〜
考え方のコツは3章へ　→P.107〜

あなたのバランスタイプはどれ？

① はつらつタイプ

交感神経も副交感神経も高い

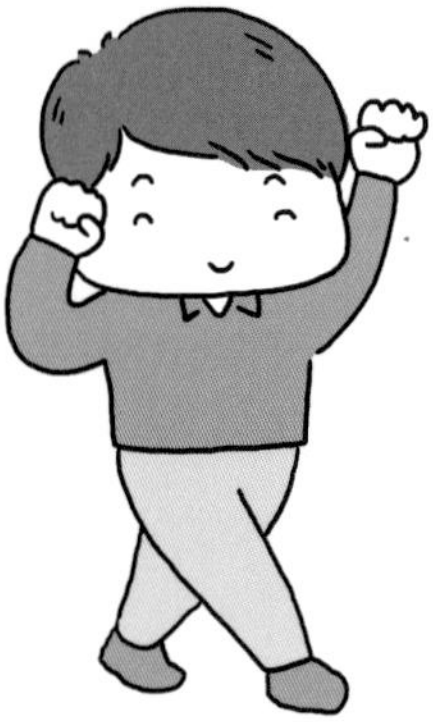

特徴

- アクティブで疲れを感じにくい
- 落ち着いていて安定感がある
- 生きる活力や幸福感がある
- 食欲があり、太りにくい

性格

- 落ち込んでもすぐにリセットできる
- 考えをすぐにまとめて行動に移せる

② けだるげタイプ

交感神経が低く、副交感神経が高い

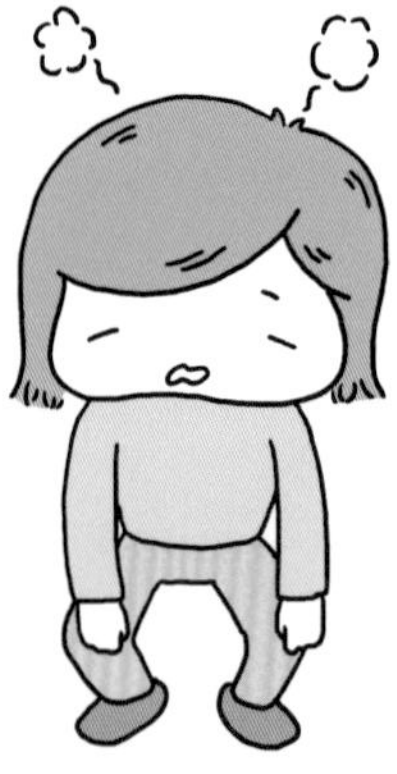

特徴

- やる気が出なく、だるさを感じやすい
- ぼんやりしていることが多い
- 日中も眠くなりやすい
- 食べすぎて、太りやすい

性格

- スローペースで「マイペース」といわれがち
- 特に大きなストレスはないが、感動も薄い

今の自分の状態に近いのは、どのタイプ？
自分のコンディションや性格から、自律神経の状態を確認しよう。

3 いらいらタイプ

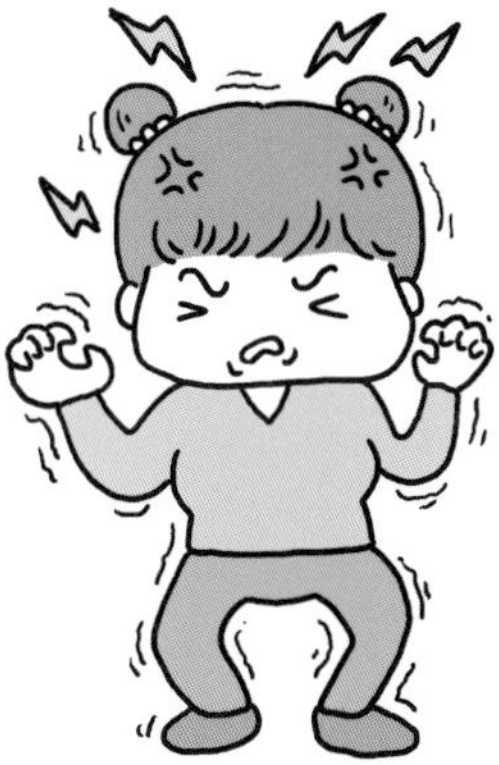

交感神経が高く、副交感神経が低い

特徴

- 常にエンジン全開で、攻撃的になりやすい
- 焦りや緊張が強く、ぐっすり眠れない
- 頭痛や腰痛、首や肩のこりに悩んでいる
- 便秘になりやすく太りやすく、冷えやむくみもある

性格

- 考え事や悩み事が多く、常に気が張っている
- 仕事や家事を優先し、自分のことを後回しにしがち

4 くたくたタイプ

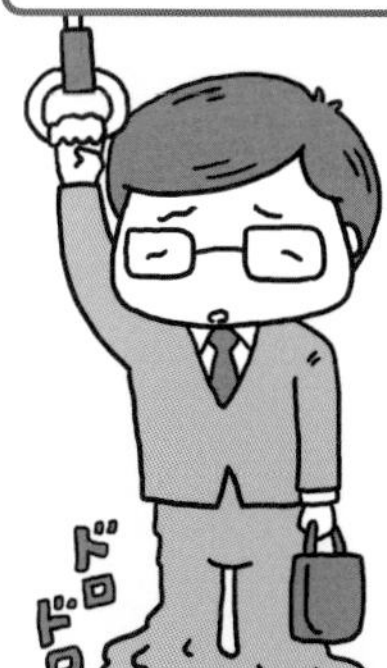

交感神経も副交感神経も低い

特徴

- 激しい気分の落ち込みがあり、リセットできない
- 疲れやすく、寝ても取れない疲れがある
- 活力や覇気がなく、顔色も悪い
- 食事の前後に胃痛があり、食欲がない

性格

- 集中力がなく、何をするにも無気力である
- 漠然とした不安や恐怖、憂うつ感がある

脳の働きと自律神経の関係は？

脳のしくみ

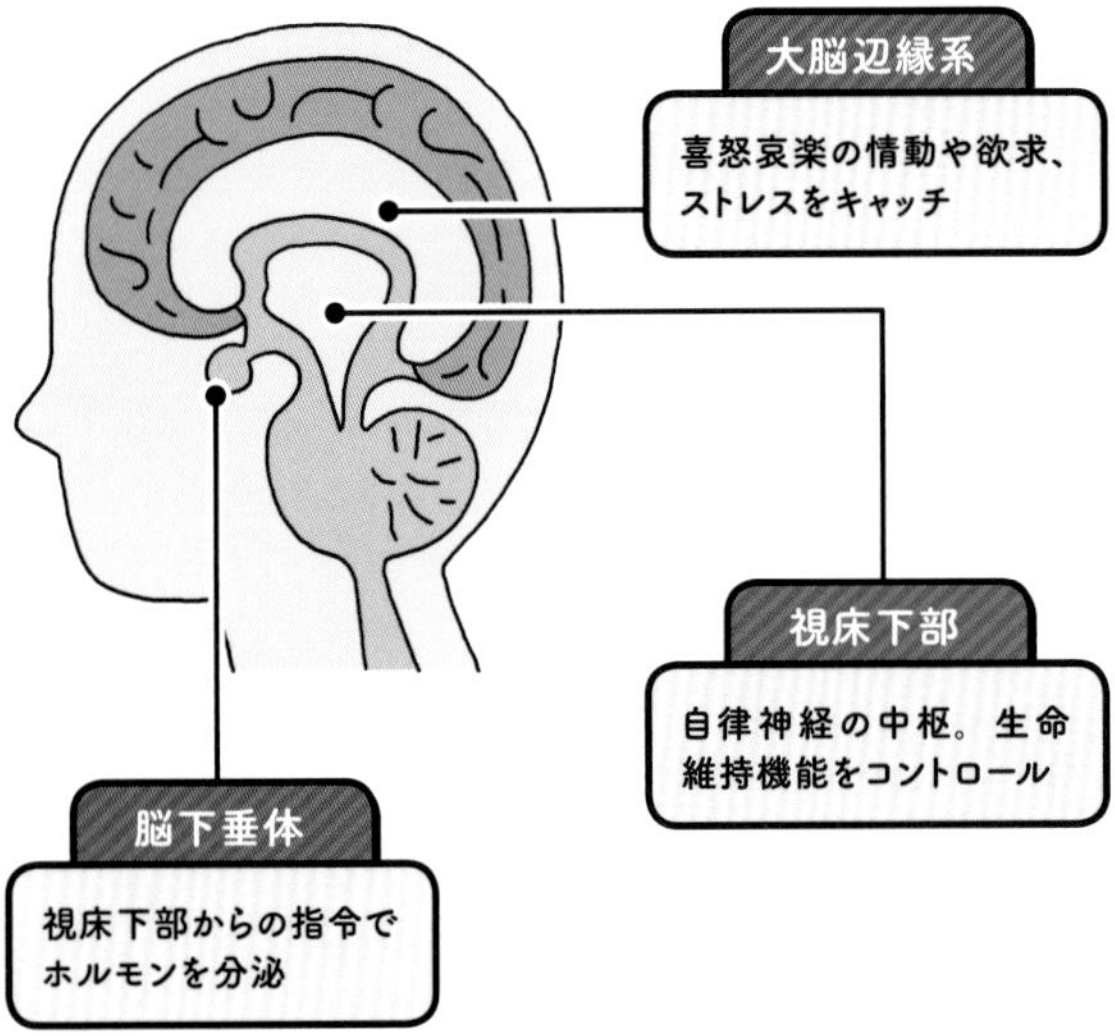

大脳辺縁系
喜怒哀楽の情動や欲求、ストレスをキャッチ
視床下部
自律神経の中枢。生命維持機能をコントロール
脳下垂体
視床下部からの指令でホルモンを分泌

脳の視床下部が体の働きをコントロールする

私たちが感じる喜怒哀楽やストレス、欲求は、脳の「大脳辺縁系」が生み出しています。そこから「視床下部」を通って自律神経に伝わり、心拍や呼吸、消化機能などに働きかけます。この「視床下部」が、自律神経の中枢として、交感神経と副交感神経の働きをコントロールしているのです。

体中に「動け」や「休め」という指令を出すほか、さまざまなホルモン分泌も促します。

自律神経とホルモン分泌

視床下部の下位にある「脳下垂体」を通して
喜怒哀楽などのさまざまな情動の発生に関わる
ホルモンの分泌を促す指令が伝わる。

ネガティブな感情と交感神経

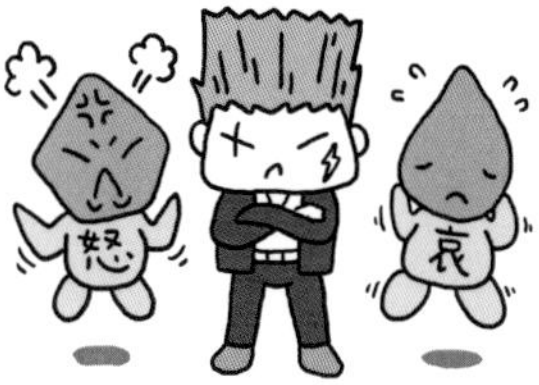

- 怒り
- 嫉妬
- 悲観
- 不安
- 焦り
- 緊張

ストレスホルモンが影響

○ コルチゾール
ストレスを受けたときに分泌が増え、ストレス状態から守る働きがあるが、過剰に分泌されると精神疾患の一因になる。

○ アドレナリン
やる気や集中力などを高めるが、過剰に分泌されるとイライラしやすくなるため「怒りのホルモン」ともいう。

○ ノルアドレナリン
ストレスに打ち勝とうとするときに働くが、過剰に分泌されると感情の起伏が激しくなったり、パニックになったりする。

ポジティブな感情と副交感神経

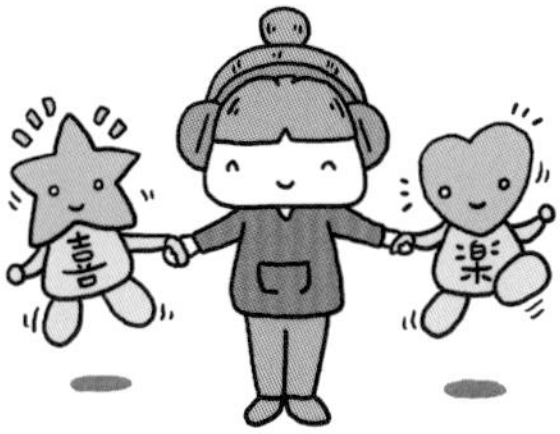

- 笑い
- 喜び
- 幸福
- 快楽
- 感謝
- 感動

幸せホルモンが影響

○ セロトニン
代表的な「幸せホルモン」で、やる気や幸福感、感動に作用する。分泌が減ると睡眠の質が低下する。

○ ドーパミン
喜びや快楽、意欲をもたらし、ポジティブな考え方ができるようになる。過剰に分泌されると過食などが起きる。

○ オキシトシン
他者やペットとのスキンシップで分泌が促進される。不安や恐怖心が減少し、他者への思いやりの気持ちも増す。

自律神経の日内変動リズムとは？

日内変動がうまくいかないと寝ても疲れが取れない体に

交感神経と副交感神経には、一日の中でそれぞれの働きに適した時間に入れ替わる「日内変動」のリズムがあります。日中は交感神経が優位になるので動く時間に、夜は副交感神経が優位になるので休む時間にと、リズムに合わせた生活をするのが望ましいでしょう。

生活の乱れやストレスで、リズムが狂うと夜に眠れず、朝起きられなくなり、しっかり休息をとることができなくなってしまいます。

現代人が抱えるストレス

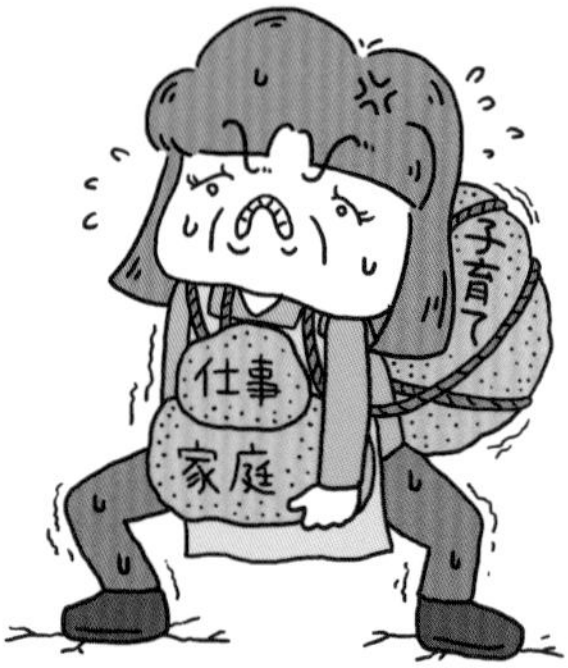

仕事や家事、子育てなどで時間に追われ、食事や睡眠の時間が不規則になりがち。オンとオフのメリハリがなく、体に疲労やストレスが溜まりやすい。交感神経が優位になりがちなので、副交感神経の働きを高める生活習慣にする必要がある。

交感神経 ＞ 副交感神経

一日の自律神経の動き

理想の動き

交と副のバランスが良好

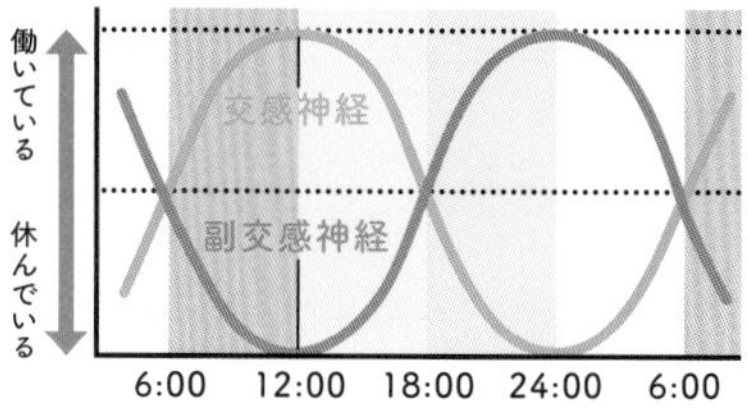

朝のすっきりとした目覚め、日中のアクティブな活動、夜のリラックスした時間を迎えることができ、心身の健康状態が良好に保たれている。

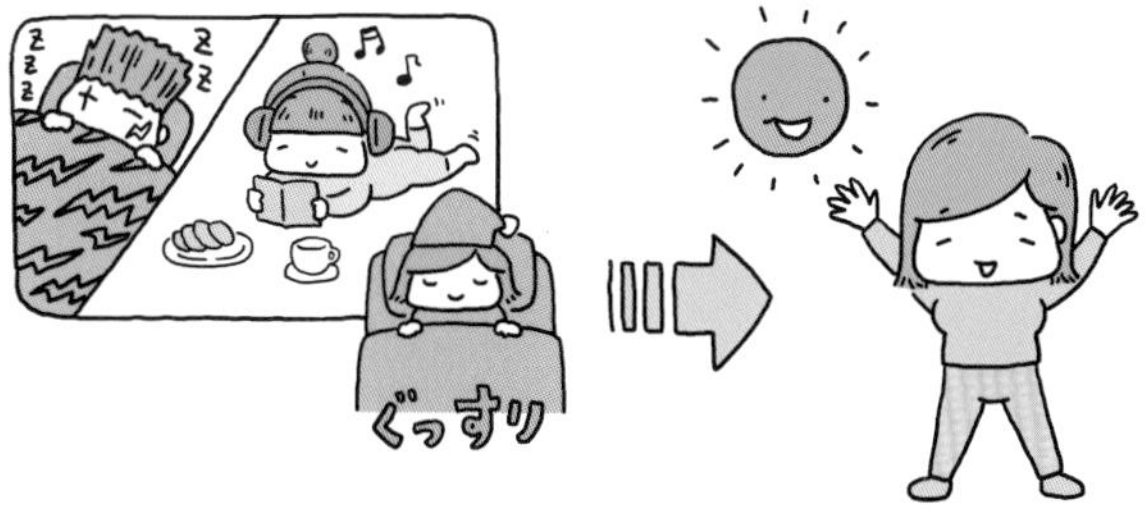

現代人に多い動き

交が強く、副が弱い

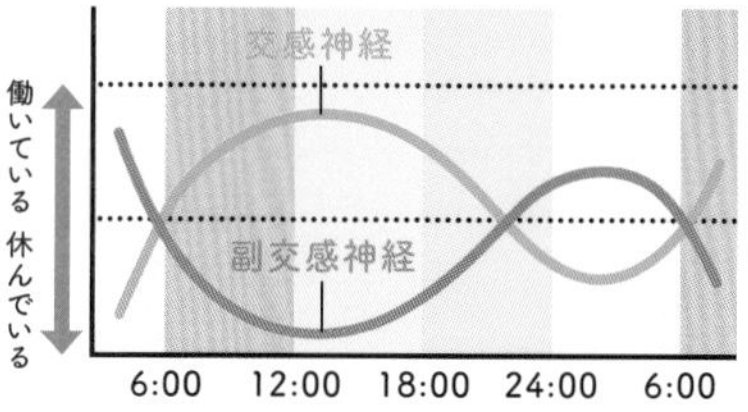

夜型の生活で、寝る時間になっても交感神経が下がらず、逆に朝は上がりにくくなる。一日を通して自律神経全体の働きが弱い。

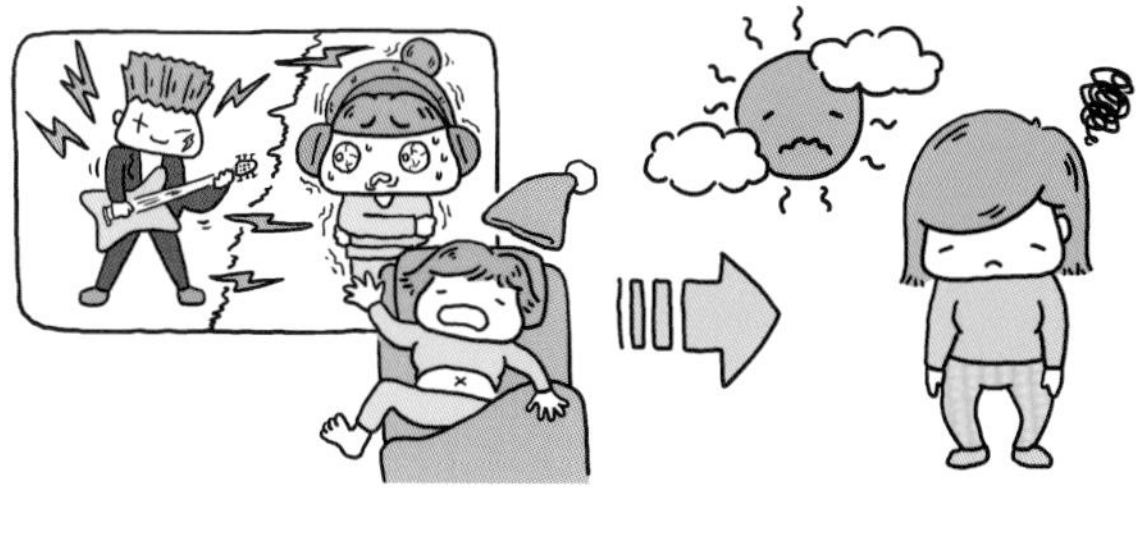

年齢で副交感神経が低下する？

副交感神経とともに低下するもの

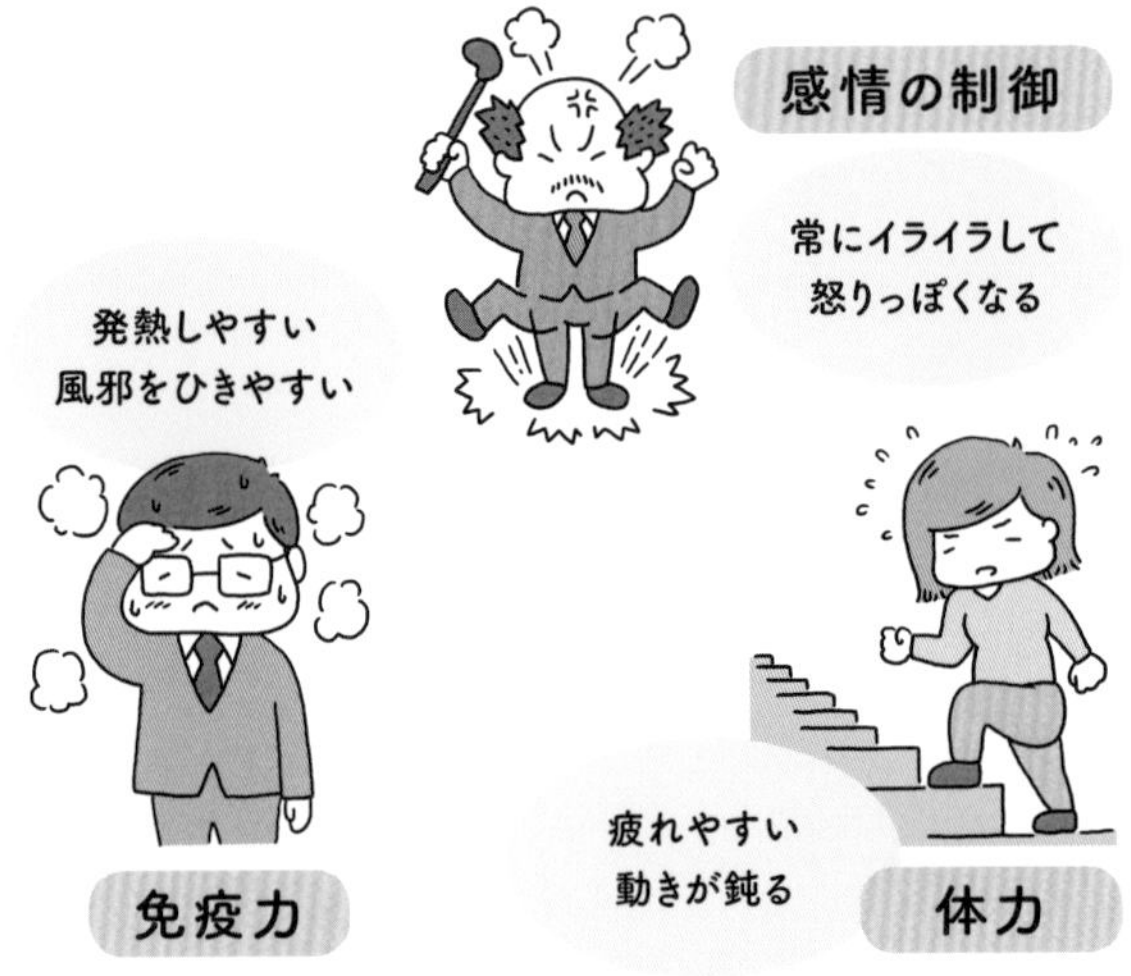
感情の制御
常にイライラして怒りっぽくなる
発熱しやすい
風邪をひきやすい
免疫力
疲れやすい
動きが鈍る
体力

副交感神経の低下で体力や免疫力が落ちる

副交感神経の働きは加齢によっても低下することがわかっています。男性は30代、女性は40代以降に急激に下がり始め、逆に交感神経が優位になりやすい人が増えてしまいます。年をとると、つらい更年期症状があらわれたり、怒りっぽくなったりするのはこのためです。

また、副交感神経が低下すると、血流や免疫力の低下も招くため、疲れやすく、病気になりやすい体になってしまうのです。

年齢と自律神経の働き

加齢を止めることはできなくても、副交感神経を下げないように、
生活習慣を改善することで、交感神経に傾きがちな
自律神経のバランスを整え、健康的な若々しさを維持することは可能！

年齢による自律神経機能の変化

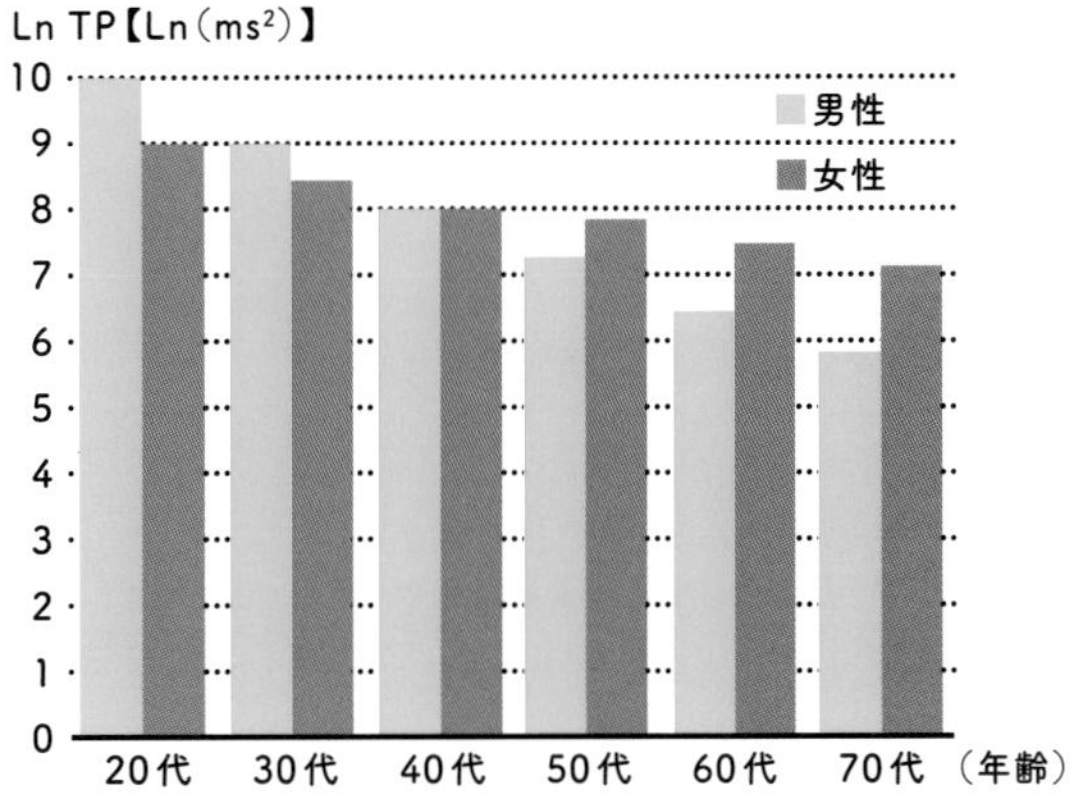
Ln TP【Ln（ms²）】
10
9
8
7
6
5
4
3
2
1
0
男性
女性
20代
30代
40代
50代
60代
70代
（年齢）

副交感神経の働きが低下すると

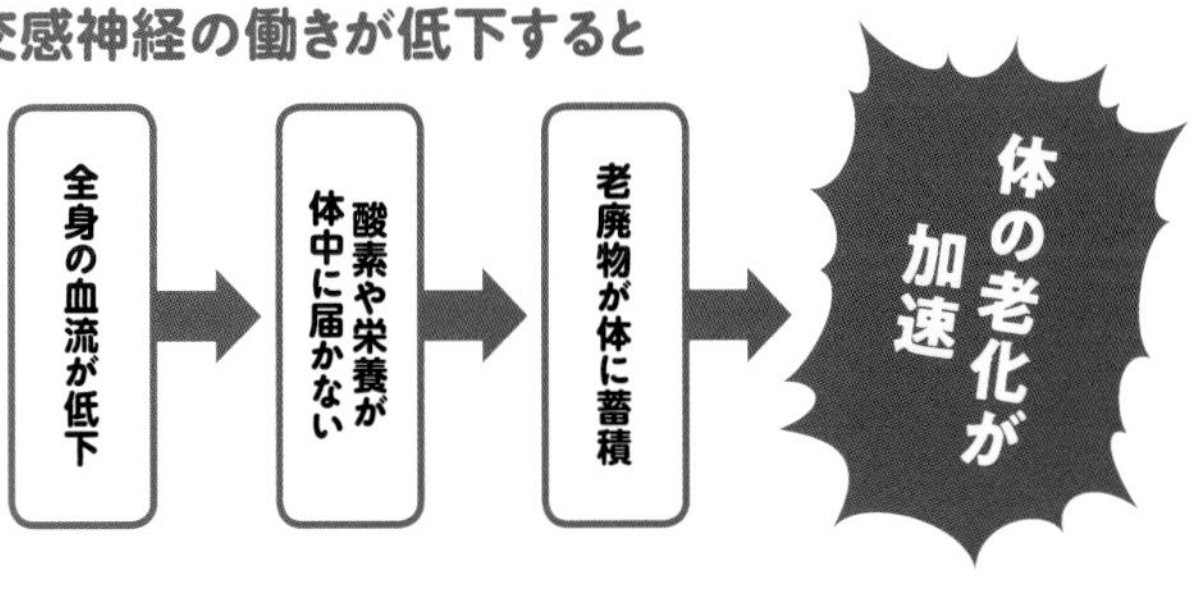
全身の血流が低下
酸素や栄養が体中に届かない
老廃物が体に蓄積
体の老化が加速

○ 今、10代の自律神経も危ない！

新型コロナウイルスによって、学生の生活は自宅学習やオンライン授業中心に。自粛による生活環境の変化や、学校で友人と会えないストレスから、本来、10代では正常に働くはずの副交感神経が弱ってしまっている。

「血流」が健康のカギを握っている？

血流の低下が心と体の不調を招く

全身の細胞に酸素や栄養を届ける血流は、体にとってのライフラインそのもの。交感神経が血管を収縮、副交感神経が弛緩させることで血液を全身に巡らせています。

しかし交感神経が過剰に働くと、血管が収縮して血流が滞り、頭痛や肩こり、腰痛、さらに脳梗塞や心筋梗塞などの原因にもなります。脳に届く酸素量が低下すると、思考力や判断力が低下し、心の状態も不安定になります。

自律神経のバランスと血流

交感神経の働き

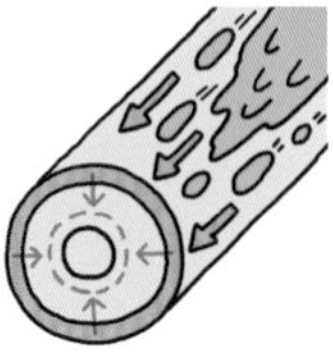

血管は収縮し、血圧が上がり、血流が速くなる。

⇒血流がよくなる（血流量は少ない）

副交感神経の働き

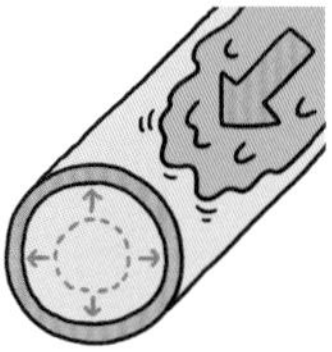

血管は弛緩し、血圧が下がり、血流量が多くなる。

⇒血流がよくなる（血流は遅い）

交感神経と副交感神経が交互にバランスよく働くことで、血管の収縮と弛緩がリズミカルに繰り返され、血流をスムーズに体中へ巡らせることができる。

不調は全身を巡る

体は全身を巡る血流でつながっている。
どこかの血流が滞れば、血液を全身に巡らせることができなくなり、
どこかに不調が生じれば、不調は血流に乗って全身を巡るということ。

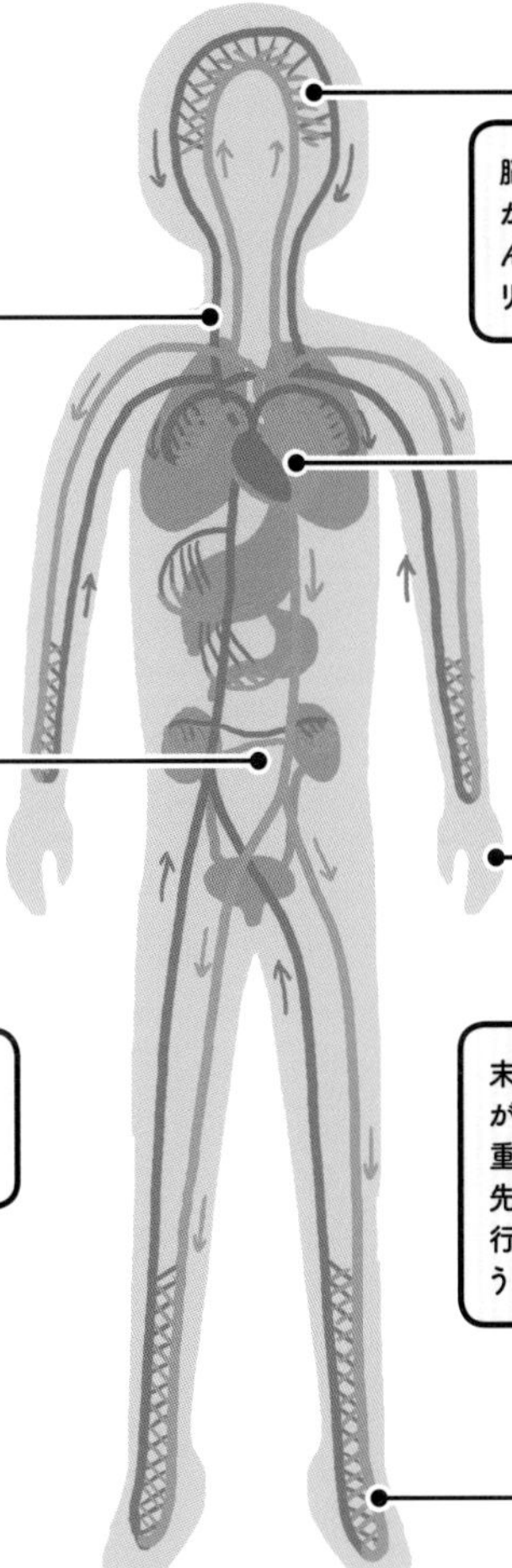

頭・脳

脳に十分な酸素と栄養が運ばれないと、頭がぼんやりし、脳貧血になるリスクもある。

首や肩

首や肩のこりがひどくなるほか、頭や脳への血流を妨げるため、頭痛や眼精疲労、めまい、耳鳴りなどが起きる。→P.34

心臓

心筋梗塞や狭心症のリスクが高まる。

腸内

腸内で質の悪い血液が作られると、その血液が腸から全身に巡る。→P.40

手先・足先

末梢の毛細血管まで血液が巡らず、手足が冷える。重症化すると、手先や足先の細胞に酸素や栄養が行き届かず、壊死してしまうおそれがある。

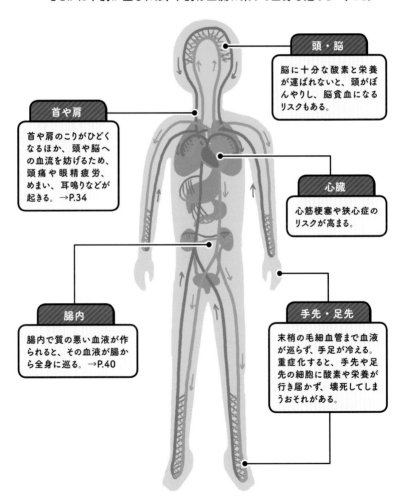

不調は自分で改善できる？

「自律神経を整える」とは？

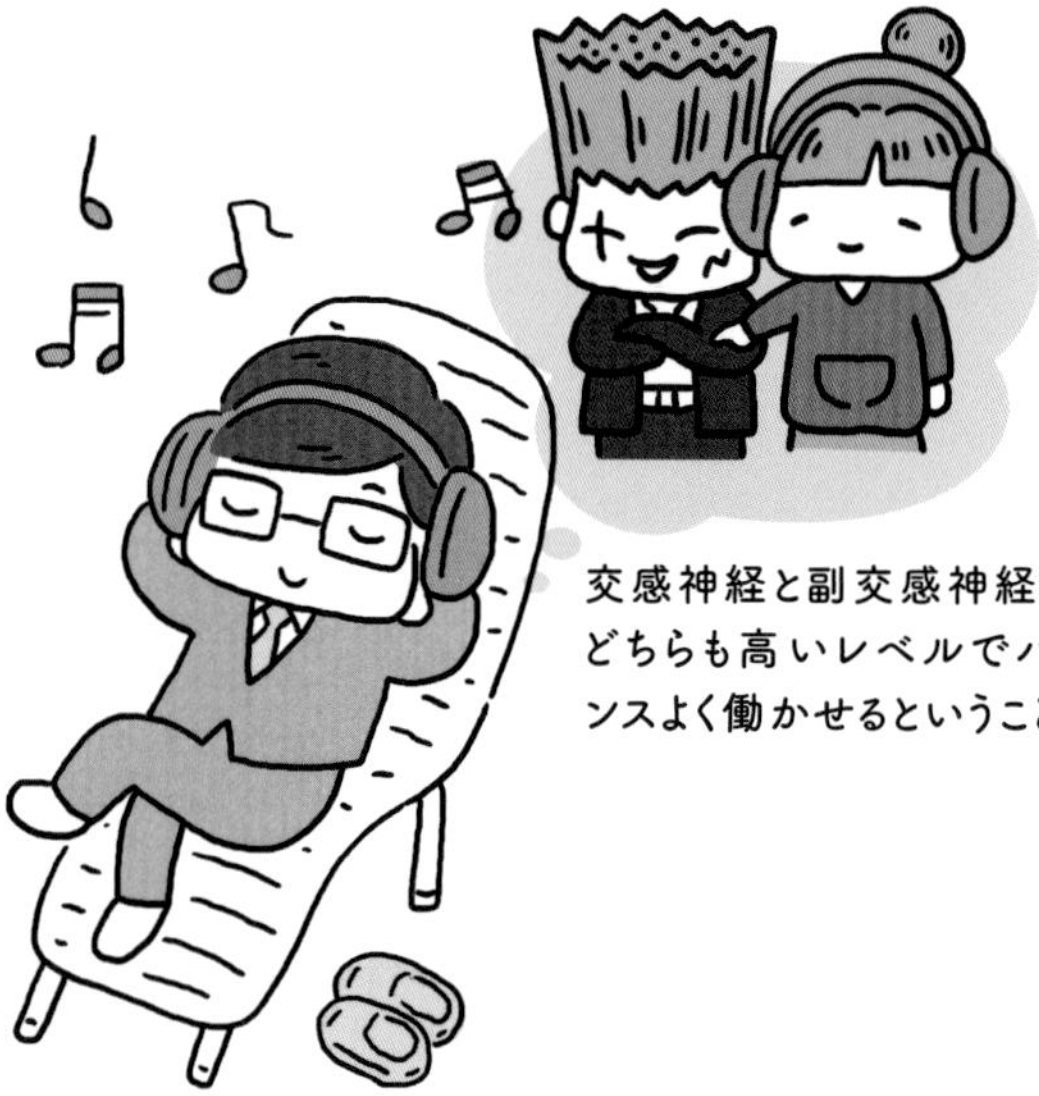

交感神経と副交感神経を、どちらも高いレベルでバランスよく働かせるということ！

「あたり前」の生活が一番の薬になる！

どうすれば、不調を改善することができるのでしょうか。残念ながら、そのための特効薬はありません。症状を緩和する薬はあっても、それは一時的なものにすぎないからです。

不調の原因は、ストレスフルで不規則な生活によって自律神経を乱していることにあります。逆にいえば、誰もが理想とするような「あたり前」の生活を送ることで、自律神経はみるみる整っていくのです。

自律神経が整えば健康になる

心と体のコンディションがよくなると
常に100％に近いパフォーマンスが発揮できるようになり、
不調や悩みから解放された「本来の自分」で生きられるようになる！

そのためにすることは？

食事や運動、呼吸、睡眠、そしてストレスの対処法など、普段のちょっとした行動や意識を変えてみるだけ！

現代人に必要なのは、働きが強くなりがちな交感神経を刺激せず、弱くなりがちな副交感神経を下げすぎない生活を送ること。

どんな行動が交感神経を上げ、副交感神経を下げているのかがわかれば、それを避けるだけで自律神経をコントロールできる。

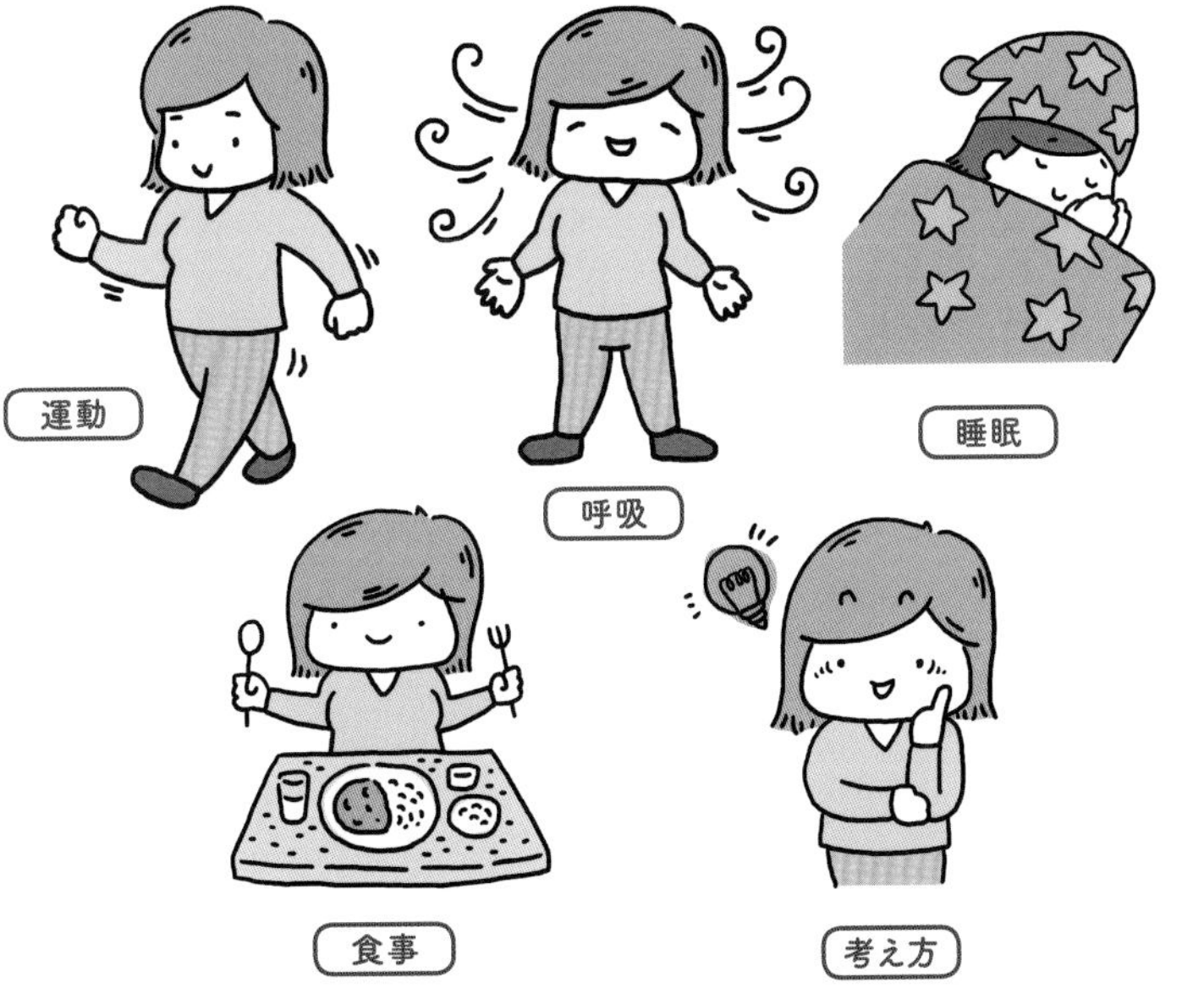

過ごし方のコツは2章→P.51〜

考え方のコツは3章→P.107〜

幸せを呼ぶ
自律神経のハナシ①

手のひらを開いて閉じるだけ！ 不調を解消する魔法の動き

緊張したり、焦ったりしてストレスを感じたときは、手のひらを閉じたり開いたりする「グーパー体操」をしてみましょう。手のひらを開き、５本の指が反るくらい大きく広げて、グーとパーをリズミカルに繰り返します。

手のひらには自律神経を整えるツボが多くあるので、手のひらを大きく開くことでツボが刺激され、副交感神経の働きを高めてくれます。逆に、握ることで交感神経の働きがアップ。交感神経と副交感神経それぞれが高まることで自律神経のバランスが整い、さらにこのふたつの動作をリズミカルに繰り返すことで、「幸せホルモン」と呼ばれ、脳内で幸福感を作り出すセロトニンが分泌されて、いつのまにか気分スッキリ。ストレスも受け流すことができるはずです。

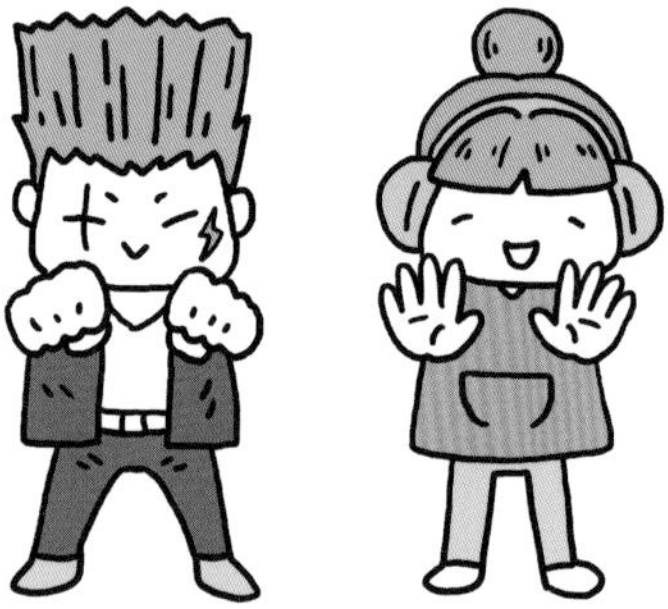

リズミカルなグーパーの動きで、自律神経のバランスが整い、幸せホルモンも分泌され、ストレスや不調が軽減されます。

1章

自律神経は縁の下の力持ち！

～体の機能と不調の原因～

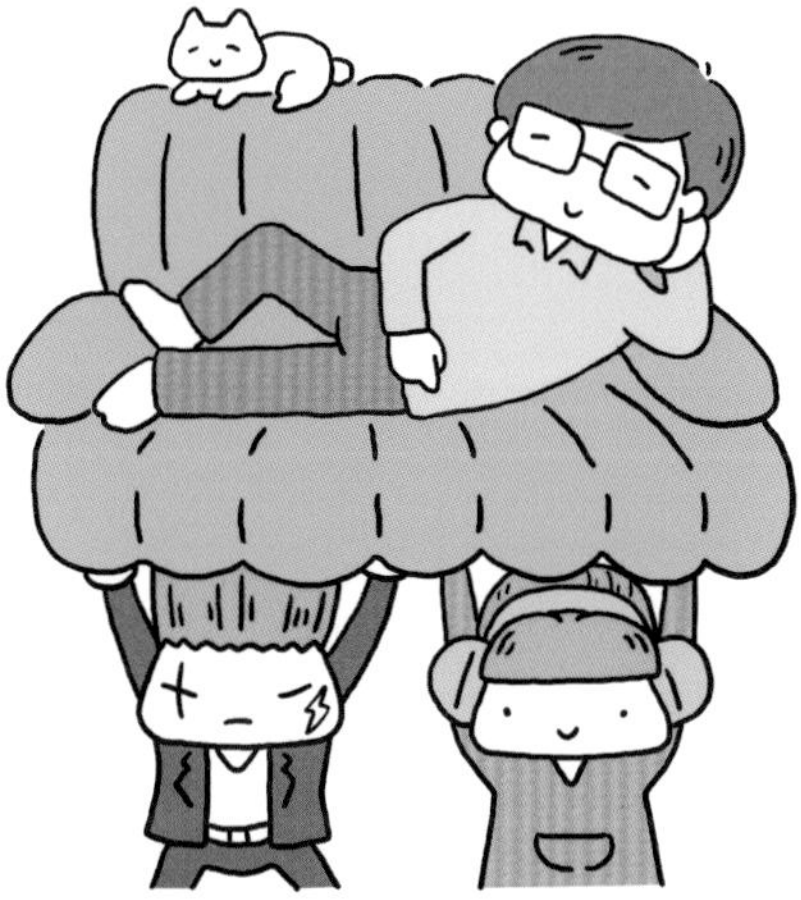

血流や心拍数、体温などの調節や、
食事の消化吸収を行う体の生命維持システムは、
すべて自律神経によって支えられている。
自律神経に関わる体の働きを理解し、
不調の原因がどこにあるのかを探ろう。

自律神経がなければ生きていけない!?

体の全身の働きを自動的にコントロールする

暑い日に汗をかいたり、緊張で心臓がバクバクしたり、食後に胃腸が消化活動を始めたりするのは、交感神経と副交感神経の働きによるもの。体中の内臓や器官が正常に機能するには、ふたつのバランスが欠かせません。

主な体の機能は、交感神経によって促進され、副交感神経によって抑制されますが、消化と免疫に関わる機能だけは、副交感神経の働きが優位になることで促進されます。

自律神経が関わる体の機能

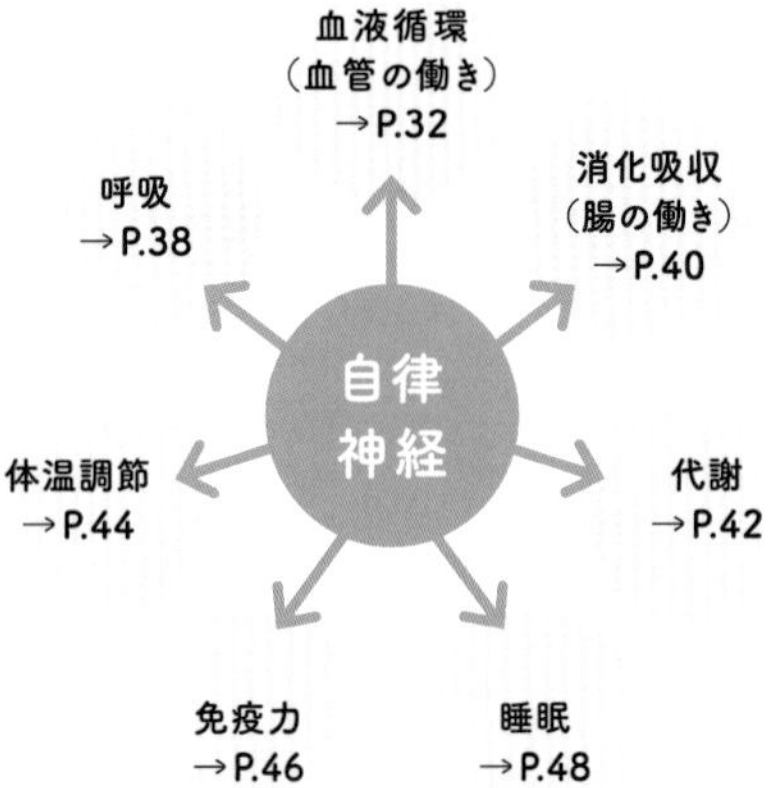
自律神経
血液循環（血管の働き）→P.32
消化吸収（腸の働き）→P.40
代謝 →P.42
睡眠 →P.48
免疫力 →P.46
体温調節 →P.44
呼吸 →P.38

交感神経と副交感神経の働き

自律神経の働きは、人が生きていくために必要不可欠。
「活動・興奮」の交感神経と、「休養・リラックス」の副交感神経。
それぞれの働きについて理解しよう。

交感神経		副交感神経
緊張・興奮する	気分	リラックスする
散大する（光が多く入る）	瞳孔	縮小する
出にくくなる	涙	出やすくなる
減る（のどが渇く）	唾液	増える
広がる	気道	狭まる
速くなる	呼吸	遅くなる
速くなる	心拍	遅くなる
収縮する	血管	弛緩する
上がる	血圧	下がる
遅くなる／抑制する	胃腸の消化活動／消化液の分泌	活発になる／促進する
顆《か》粒《りゅう》球《きゅう》が増える	免疫	リンパ球が増える
閉まる	膀胱	開く（排尿を促す）
緊張する	筋肉	弛緩する
促進する	発汗	抑制する
上げる	体温	下げる

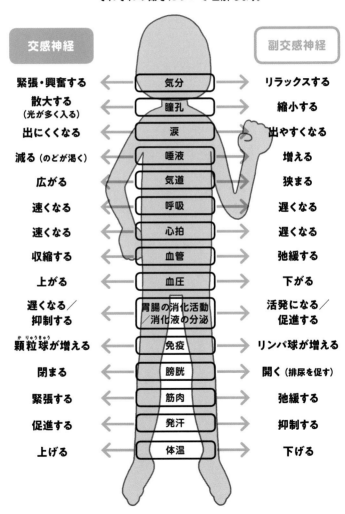

働き

血液循環（血管の働き）

交 収縮／副 弛緩

全身に酸素や栄養を届ける血流をコントロール

交感神経の過剰な働きで血行不良を招く

自律神経が整っていると、血管の収縮と弛緩が交互に行われ、血流がよくなります。

ところが、怒りや不安、ストレスを感じた途端に、交感神経の働きが急激に高まり、血管は過剰に収縮。たちまちドロドロの血液が体内を流れるようになります。すると、体内の細胞の機能や免疫力が低下し、さらに狭くなった血管には血栓ができやすくなり、さまざまな病気や血管障害のリスクが高まります。

主な血液循環の働き

1. 酸素や栄養を全身に運ぶ
2. 免疫細胞を全身に運ぶ
3. 全身の老廃物を回収する
4. 体温を調節する

↑

交感神経と副交感神経
交互にバランスよく働くことが重要

体のライフラインである血流をコントロールし、細胞の働きを活性化して病気から遠ざける。

血管の収縮と拡張

交感神経が優位のとき ▶ **血管は収縮する**

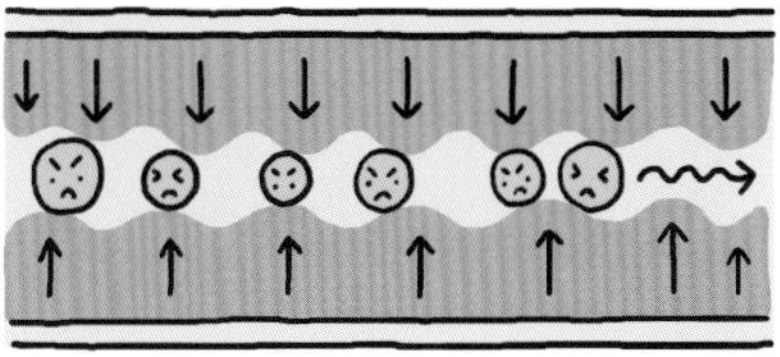

血管内を流れる血液の量が減少する。酸素や栄養が全身に行き届かないうえ、老廃物も蓄積されてしまう。

副交感神経の働きを高める ▶ **血管は拡張する**

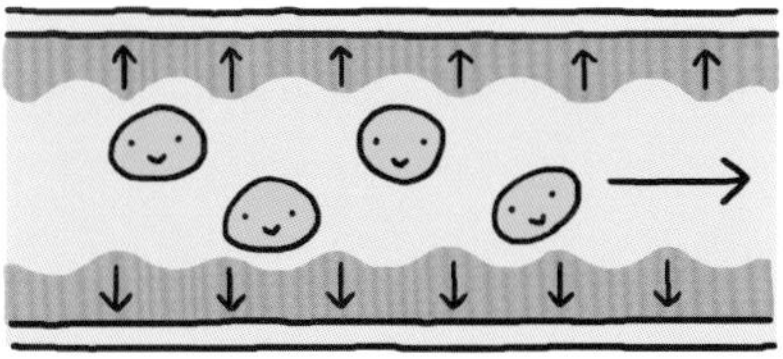

狭くなった血管が拡張することで、血液がスムーズに流れるようになる。血流がよくなると不調も改善される。

血液循環に関係する不調の症状

頭痛　眼精疲労　耳鳴り　のどの渇き　めまい
ふらつき　立ちくらみ　首・肩のこりなど（→P.34）
むくみ　冷え　肌荒れなど（→P.42）

血液循環に関係する病気の症状

脳梗塞　心筋梗塞　狭心症　脳卒中
神経障害　腎臓病　手足の壊《え》疽《そ》など（→P.36）

脳脊髄液と自律神経

姿勢の悪さや、首回りの筋肉のこりがひどくなると本来、脳を覆って脳を守る役割を持つ脳脊髄液が、脳を委縮させて、さまざまな不調を引き起こす。

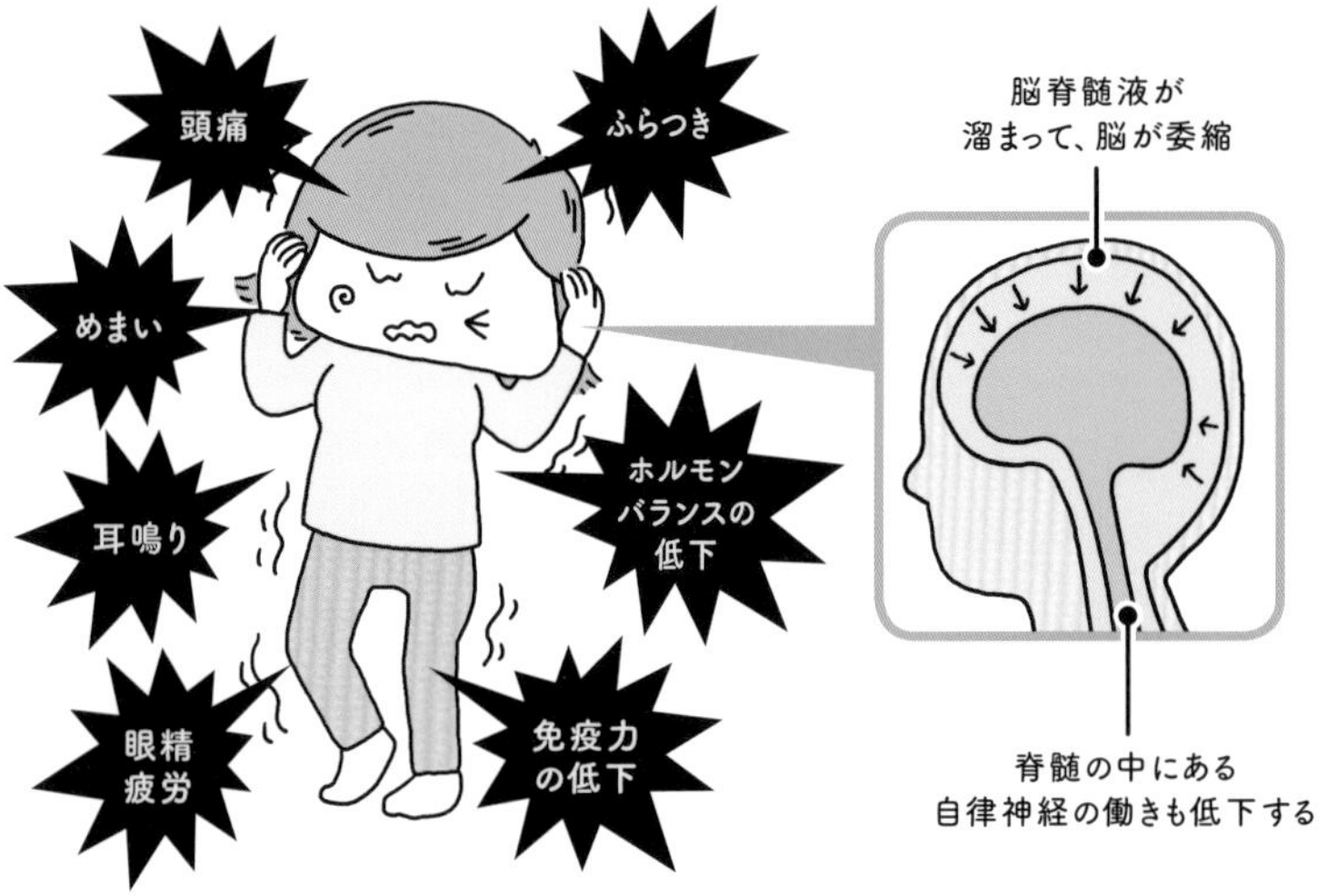
頭痛
ふらつき
めまい
耳鳴り
ホルモンバランスの低下
眼精疲労
免疫力の低下
脳脊髄液が溜まって、脳が委縮
脊髄の中にある自律神経の働きも低下する

首・肩の血流が滞ると脳と神経の働きが低下する

血液のほかにも、私たちの体内には「脳脊髄液」という重要な体液が流れています。脳と脊髄の血管の周りを循環しながら、栄養を運んだり、老廃物を取り除いたりしています。この流れが滞ると、脊髄の中にある自律神経の働きが乱れ、内臓機能の働きや免疫力、ホルモンバランスを低下させてしまいます。

また、猫背や、スマホやパソコンの使用などで長時間下を向く姿勢が続くと、首が圧迫され、頭に脳脊髄液が溜まって脳が委縮してしまいます。すると、頭痛やめまい、立ちくらみ、目の疲れや視力の低下、耳鳴りといった症状が出やすくなります。姿勢の悪さは、血流も悪化

首回りの神経

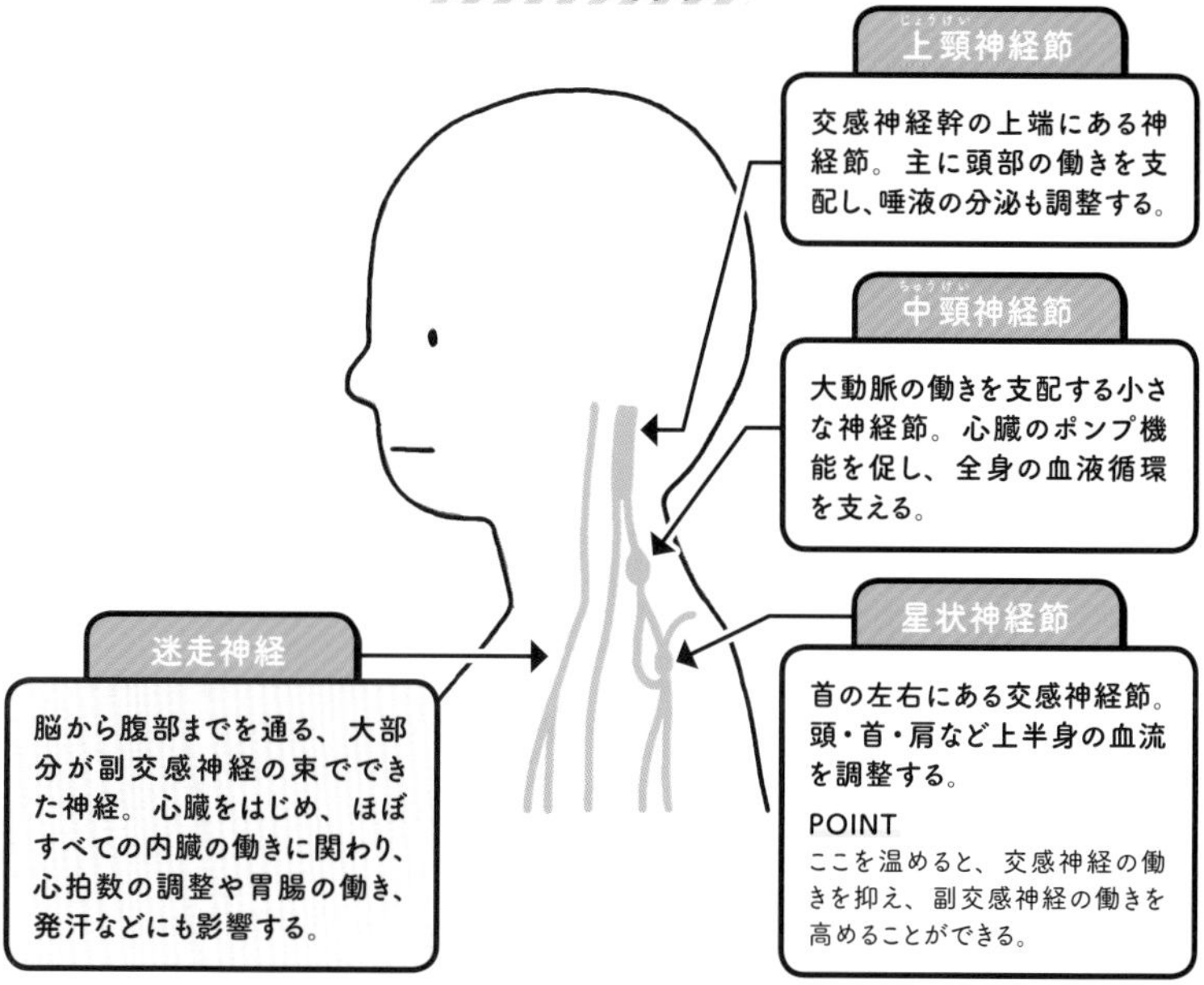
上頸《じょうけい》神経節
交感神経幹の上端にある神経節。主に頭部の働きを支配し、唾液の分泌も調整する。
中頸《ちゅうけい》神経節
大動脈の働きを支配する小さな神経節。心臓のポンプ機能を促し、全身の血液循環を支える。
星状神経節
首の左右にある交感神経節。頭・首・肩など上半身の血流を調整する。
POINT
ここを温めると、交感神経の働きを抑え、副交感神経の働きを高めることができる。
迷走神経
脳から腹部までを通る、大部分が副交感神経の束でできた神経。心臓をはじめ、ほぼすべての内臓の働きに関わり、心拍数の調整や胃腸の働き、発汗などにも影響する。

させるため、首や肩のこりを持続させ、さらに頭部へ向かう体液の流れを悪くするという悪循環を引き起こしてしまいます。

そもそも首には、副交感神経の働きに最も重要な「迷走神経」が通っています。首回りのこりがその働きを阻害すると、交感神経の働きを過剰に高めてしまうのです。ほかにも、首には交感神経や副交感神経の働きに関わるたくさんの神経節が集中しています。

首は4〜6キログラムもある頭部を支えています。そこに姿勢の悪さが加わると、首回りの負担は相当なものになってしまいます。姿勢を改善することが自律神経のバランスや、脳の働き、体の健康を保つことにつながります。また、首の疲れを感じたときには、首回りを温め、首の血流を回復させるようにしましょう。

血管系の病気と自律神経

高血圧や高脂血症や糖尿病などの病気が
血管の内壁を傷付け、血管系の病気を引き起こす。

①血液中の脂質や糖が増加。

▼

②血液が汚れてドロドロになり、血流を低下させたり、血管の内壁を傷付けたりする。

▼

③血管がボロボロに。

▼

④血液の内壁に脂質やコレステロールが溜まり、血管が狭く、硬くなることで“つまり”や“やぶれ”が生じる。

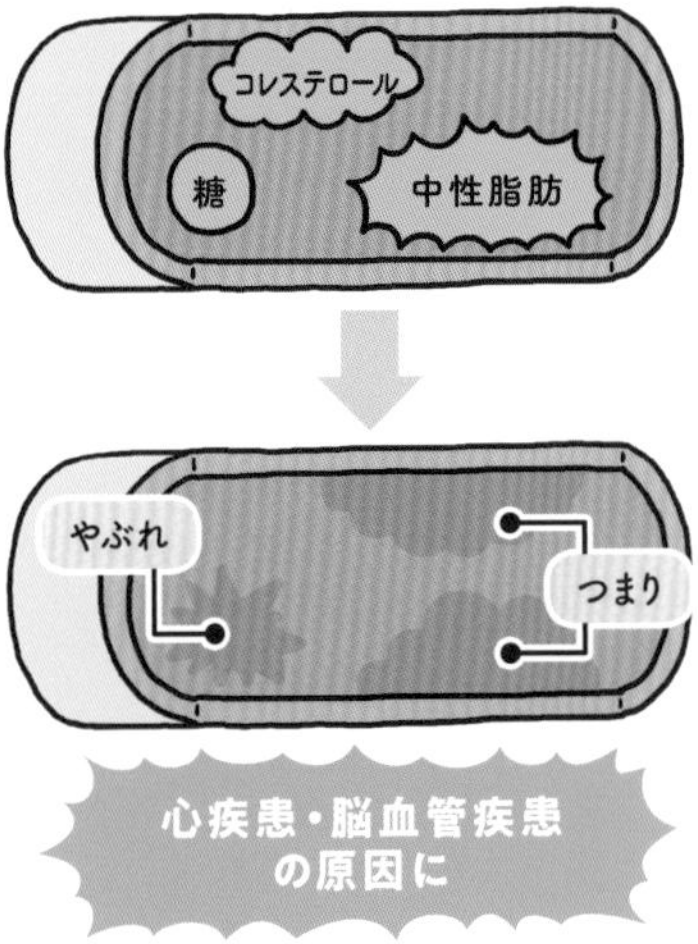

「血管系」のトラブルの原因は交感神経の過剰な働き

日本人の三大死因といわれているのが、「がん」、心筋梗塞や狭心症といった「心疾患」、脳梗塞や脳出血といった「脳血管疾患」です。そのうち、心疾患と脳血管疾患は、心血管や脳血管の中に「血栓」という血液の塊ができることで引き起こされる病気です。

血栓ができる原因は、血液の流れが滞ることで、血管が硬くなったり狭くなったりすることにあります。それに関わる病気として、高血圧や高脂血症による動脈硬化、糖尿病が挙げられます。血液中の脂質やコレステロールの増加による動脈硬化と、血液中の糖が増加する糖尿病は、いずれも、血液の「汚れ」が

血管系の病気による主な合併症状

網膜症
視力の低下や失明に至る場合もある。
脳卒中
脳の血管の“つまり”による脳梗塞や、“やぶれ”による脳出血やくも膜下出血が起きる。
神経障害
手足の痛みやしびれが起きる。
心疾患
心臓に血液が十分に行き渡らないために、心筋梗塞や狭心症などの病気が引き起こされる。
腎臓機能の低下
老廃物や余分な水分、塩分が体内に溜まり、むくみの原因となる。
足壊疽《えそ》
血流障害によって、皮膚や皮下組織などが死滅し、皮膚の表面が黒っぽく変色する。

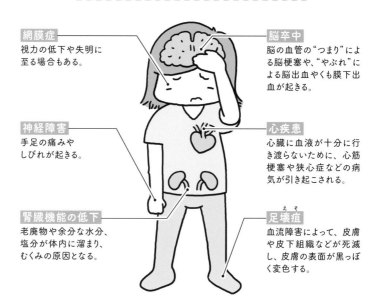

血管の内壁を傷つけ、血管の状態をボロボロにしてしまう病気です。

こうした病気はストレスや、食べすぎや運動不足といった生活習慣の乱れなどによって起こります。投薬による治療は対症療法にすぎないため、生活習慣の改善によって根本的な原因を断つ必要があります。

また、こうした病気を持つ患者の自律神経を測定したところ、ほとんどの人の交感神経の働きが過剰になっていた、という結果が出ました。交感神経の過剰な働きが血管を収縮させるからです。そして、副交感神経の働きを高める生活習慣に改めたところ、血管が弛緩して血流がよくなり、病状も改善されたのです。血管系の病気の原因のひとつは、血管の過剰な収縮による血流の悪化なのです。

働き

呼吸

交 速く／副 遅く

自分の意思で調整できる自律神経のバロメーター

呼吸が乱れると交感神経が過剰に働く

速く、浅い呼吸は、交感神経の働きを高めます。呼吸が浅いと、体内に取り込む酸素の量が少なくなり、さらに交感神経が血管を過剰に収縮させてしまうため、体内の血流は一気に最悪な状態になってしまいます。

しかし、呼吸は自分の意思で速さや深さを変えることができます。自律神経が支える体の働きの中で唯一、自分の意思でコントロールすることができる機能なのです。

主な呼吸の働き

1. 血液中に酸素を取り込む
2. 血流量を増加させる
3. 心拍のリズムを正常にする
4. 集中力を高め、リラックス効果を生む

↑

副交感神経の働きと深く結びつき、免疫力を高める

「ゆっくり、深い呼吸」が副交感神経の働きを高め、自律神経のバランスを整える。

横隔膜と副交感神経の働き

肺の下にある横隔膜には自律神経が密集している。
腹式呼吸によって、横隔膜を上下に動かし、
また、意識的に吐く息をゆっくりにすることで、
副交感神経の働きが優位になる。

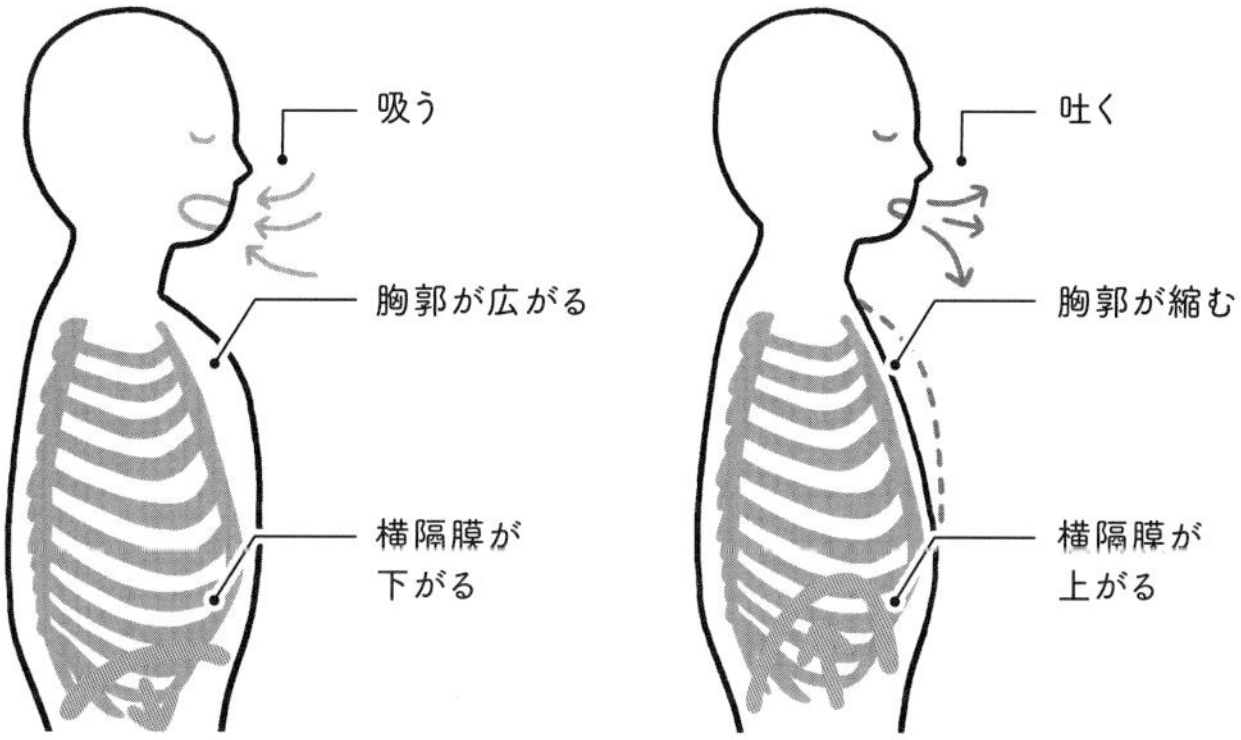
吸う
胸郭が広がる
横隔膜が
下がる
吐く
胸郭が縮む
横隔膜が
上がる

呼吸に関係する不調の症状

頭痛　めまい　首・肩のこり　むくみ　冷え　不眠
倦怠感　集中力の低下など

呼吸に関係する病気の症状

気管支ぜんそく　心不全　睡眠時無呼吸症候群
風邪・インフルエンザ（免疫力の低下による）など

おすすめは「1:2呼吸法」→P.68

働き

消化吸収
(腸の働き)
交 抑制/副 促進

〝第2の心臓〟として心と体の健康を維持している

腸の不調が心を乱し、脳の不調が腸内環境を乱す

緊張するとおなかが痛くなったり、便秘でストレスを感じたりすることがありますよね。それは腸が〝第2の脳〟と呼ばれ、脳のストレスを腸に、腸の不調を脳に直接伝える腸脳相関というネットワークを持つためです。

腸の不調は、交感神経を刺激してイライラを生むだけでなく、腸の蠕動《ぜんどう》運動による消化吸収を抑制してしまいます。腸の働きを高めるためには、副交感神経の働きが欠かせません。

主な腸の働き

1. 食べ物を消化し、栄養分を**吸収**する
2. **不要物を排泄**する
3. 腸内細菌が免疫力を**高める**、アレルギー症状を**緩和**させる
4. セロトニンの**生成**を**促進**してストレスを**緩和**させる

↑

副交感神経の働きが
消化・吸収・排泄作用を促す

自律神経のバランスが整うと腸の状態もよくなり、副交感神経が働いて、心身ともに安定する。

腸脳相関とは?

腸と脳が互いの状態を反映し合う関係にあること。

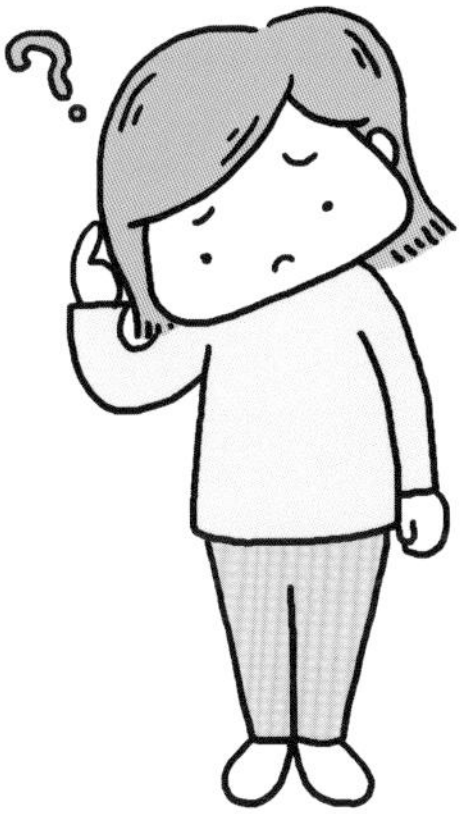

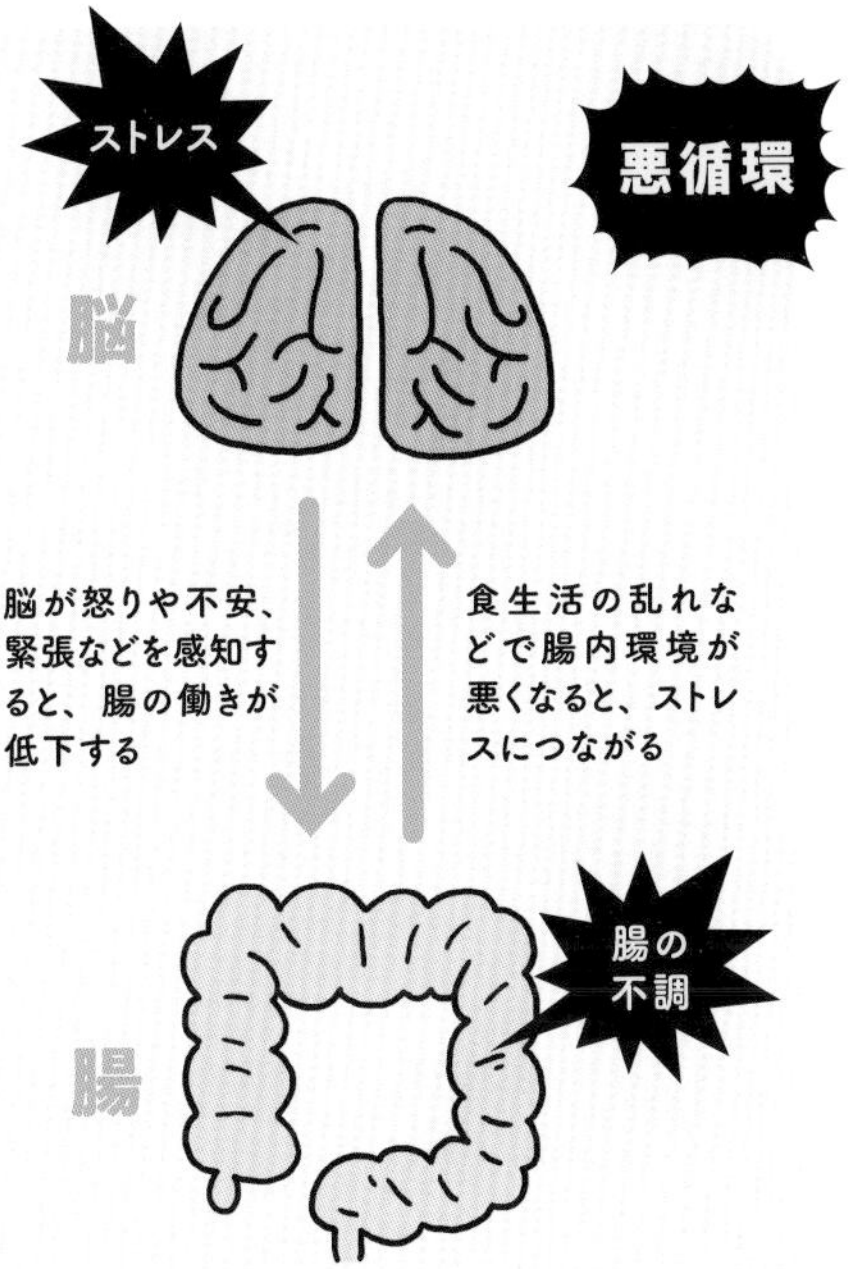
ストレス
悪循環
脳
脳が怒りや不安、緊張などを感知すると、腸の働きが低下する
食生活の乱れなどで腸内環境が悪くなると、ストレスにつながる
腸の不調
腸

腸の働きに関係する不調の症状

便秘　下痢　腹部膨張感　ガス溜まり
肌荒れ　にきび　吹き出物　むくみ　体重増加
イライラ　やる気の低下など（→P.42、60）

腸の働きに関係する病気の症状

風邪・インフルエンザ（免疫力の低下による）
過敏性腸症候群など

腸の“むくみ”

余分な水分を含んで、むくんだ状態の腸は、消化吸収機能、老廃物や不要物の排泄機能、代謝機能を低下させ、さまざまな不調の原因となる。

正常な腸の様子

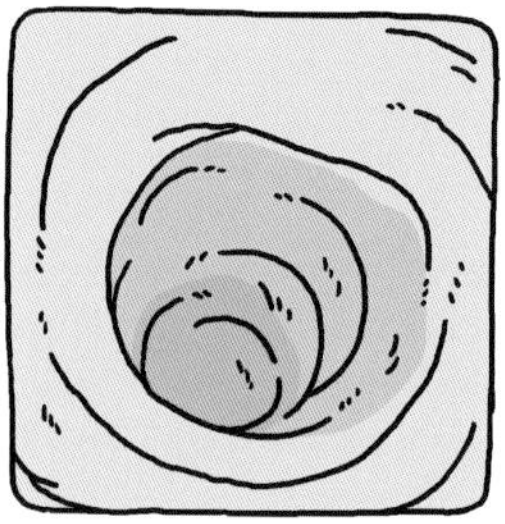

腸の蠕動《ぜんどう》運動が活発になり、
消化吸収や排泄が正常に行われる。

“むくみ”のある腸の様子

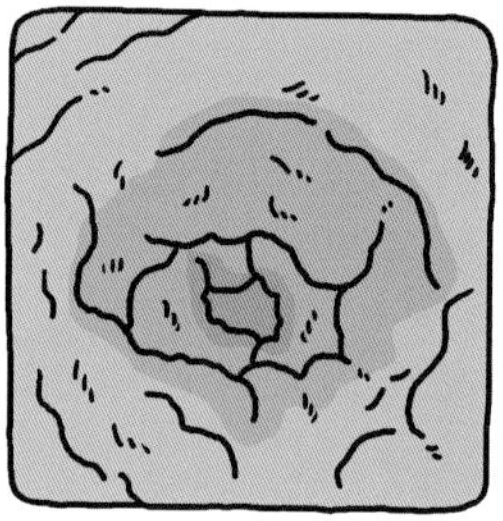

腸管がふくれ上がっている状態。
便秘や体重増加の原因となる。

腸の〝むくみ〟が美容と健康に影響する

〝むくみ〟というと、特に下肢に多く症状が出るものと思われますが、実は、腸のむくみが手足のむくみの原因となっていて、さらに肌荒れや便秘、体重増加といった不調を引き起こしている可能性が高いのです。

腸がむくんでいるということは、腸が水分を多く蓄えて冷えているということ。腸が冷えると血流が滞り、消化吸収機能を低下させ、食事から得たエネルギーを消費するための代謝機能も低下させてしまいます。代謝機能が下がると、体は余分な脂肪や水分を溜め込むようになり、体のむくみや体重増加につながってしまうのです。

便秘による美容への影響

便秘によって、腸内に老廃物や不要物が長く滞在すると、腸内で取り込んだ毒素を含む質の悪い血液が作られ、全身を巡ることで体の表面にもさまざまな不調があらわれる。

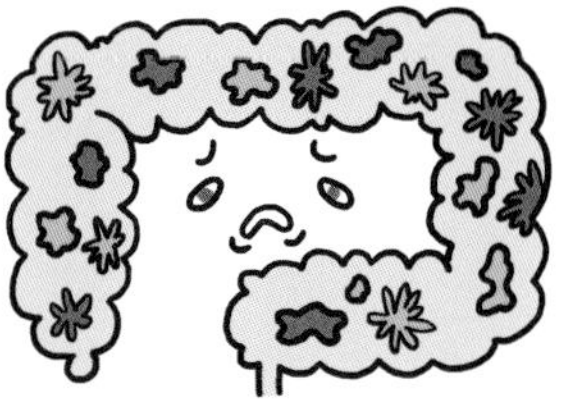

髪
パサついてツヤがなくなる。
イライラ
「腸脳相関」によって腸内環境の悪化が精神的なストレスに反映される。
肌
にきびや吹き出物などの肌荒れが起きる。
肥満
代謝が下がり、余分なエネルギーが脂肪として蓄積する。
冷え
血液の質が下がり、血流が悪くなるため、末梢の血流が低下する。

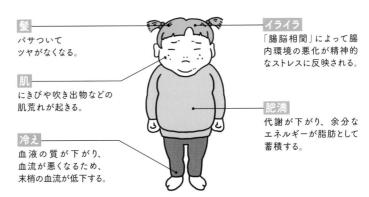

むくみ腸を解消するには、まずは食べすぎや飲みすぎ、むくみの原因となる塩分の多い食生活を改善すること。そして副交感神経の働きを高めて内臓の血流をよくし、腸の蠕動《ぜんどう》運動を活発にすることで、便秘の改善をすることが重要です。また、腸内細菌を増やす食事（P.60参照）を意識したり、交感神経の働きを高めるストレスや刺激を避けたりすることで腸内環境が改善され、腸の働きが高まって、むくみの予防につながります。

腸のむくみは、便秘の症状を慢性化させてしまう可能性もあります。便秘によって腸内に老廃物が溜まると、腸で老廃物を吸収した血液が全身に行き渡ることになります。すると、にきびや肌荒れの原因となり、健康だけでなく美容の面でも悪影響を及ぼします。

働き

体温調節

交 上げる／
副 下げる

温度変化を敏感に察知して暑さや寒さから身を守る

交感神経が優位になりすぎると手足や全身の冷えを招く

夏や温かい部屋の中でも、手や足が冷えている人は、自律神経失調症の疑いがあります。

本来、体は自律神経の働きによって体温を一定に保つようにできていますが、交感神経が優位になると血管が収縮し、末梢血管まで血液が巡らなくなるため、体が冷えるのです。

また、運動不足や座りっぱなしの姿勢も血流を滞らせるため、体が冷えやすくなり、内臓機能の低下や不眠の原因にもなります。

主な体温調節の働き

1. 発汗や筋肉の震えを促し、体温を一定に保つ
2. 代謝機能を高める
3. 免疫力を向上させる
4. 脳の働きを活性化させる

↑

交感神経と副交感神経がバランスよく働き、血流を正常にする

ストレスや気温の変化、姿勢などにも気をつけ、血流を整えれば、冷えは改善できる。

体温調節のしくみ

「暑さ」や「寒さ」の情報が、脳の視床下部に伝わると
自律神経を介して体温を一定に保つための指令が出る。

暑いとき

①皮膚が「暑さ」を感知し、視床下部に伝達。

②交感神経の働きが弱まり、血管が拡張。

③血流量を増やし、皮膚の表面温度を上げることで、発汗を促し体の熱を放出する。

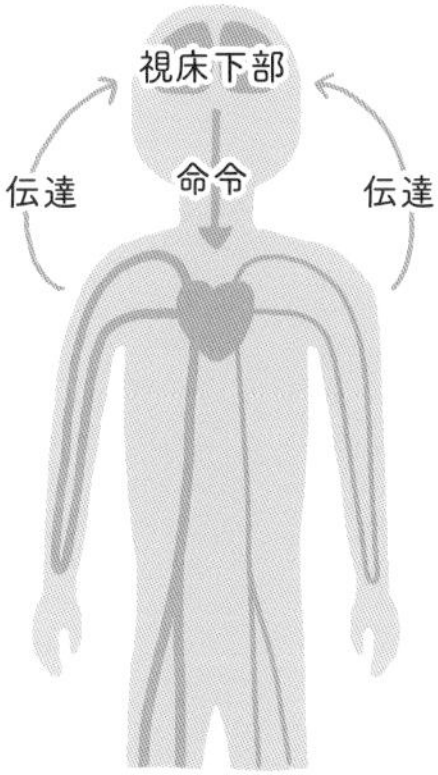

寒いとき

①皮膚が「寒さ」を感知し、視床下部に伝達。

②交感神経の働きが強まり、血管が収縮。

③血流量を減らし、体内の熱が逃げるのを防ぎ、筋肉を震わせて体温を上げる。

自律神経は気温の変化に敏感。
日本では、夏は副交感神経が優位になりやすく、
冬は交感神経が優位になりやすい傾向にある。

体温調節の働きに関係する不調の症状

冷え　内臓機能の低下　腹痛　下痢　首・肩のこり　腰痛
肌荒れ　むくみ　疲労感　集中力の低下　生理不順など

体温調節の働きに関係する病気の症状

風邪・インフルエンザ（免疫力の低下による）低血圧
貧血　甲状腺機能低下症　閉塞性動脈硬化症など

働き

免疫力
交 顆粒球《かりゅうきゅう》／
副 リンパ球

感染症やアレルギー症状から体を守り病気と戦う

自律神経のバランスが崩れるとがんや認知症のリスクが増大

風邪などの病気への抵抗力は、免疫力の高さで決まります。この免疫力の中心を担っているのが、血液中の白血球の一種である「顆粒球《かりゅうきゅう》」と「リンパ球」です。

このふたつは、それぞれがバランスよく働くことで免疫力を高めますが、自律神経のバランスが乱れると、どちらかの数が多くなったり少なくなったりして、逆に免疫力を下げる働きに転じてしまうリスクがあります。

主な免疫力の働き

体外から侵入、または体内で発生した病原体や異常な細胞を排除することで、発病を防ぐ。

顆粒球《かりゅうきゅう》の働き
細菌やウイルスなどの病原体を排除し、
主に風邪やインフルエンザなどの感染症から体を守る。

リンパ球の働き
病原体や異物の侵入に備え、リンパ液と血液の中をパトロールしたり、抗原の特徴を記憶して、抗体を作る。

交感神経が増えると「顆粒球《かりゅうきゅう》」が増える

副交感神経が増えると「リンパ球」が増える

免疫システムを支える「顆粒球《かりゅうきゅう》」と「リンパ球」の働きを高めるためには自律神経のバランスが重要。

免疫力と自律神経

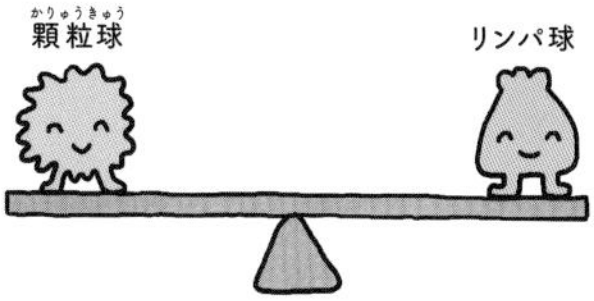

免疫システムのバランスも整っている

自律神経のバランスが整っているとき

顆粒球《かりゅうきゅう》もリンパ球もどちらも正常に働く。

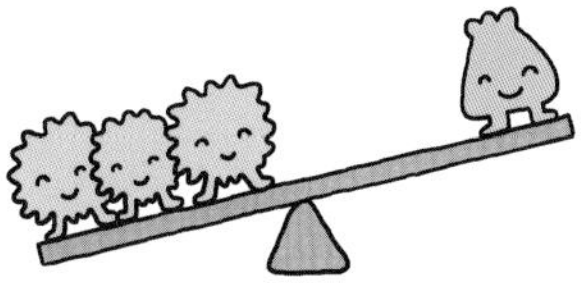

顆粒球《かりゅうきゅう》が過剰に増加

交感神経が優位になっているとき

皮膚の炎症が起こりやすくなる。健康維持に必要な常在菌まで殺してしまいかえって免疫力を低下させてしまう。

顆粒球《かりゅうきゅう》の増加に関係する病気の症状

がん　動脈硬化　糖尿病　脳卒中　アルツハイマー病など

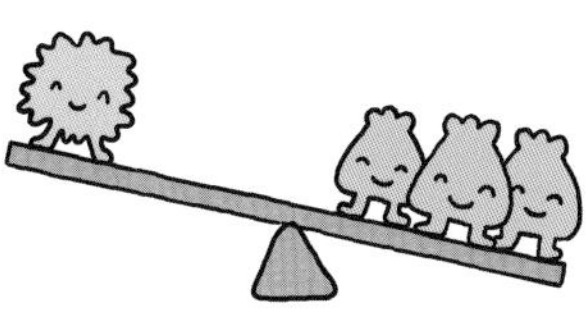

リンパ球が過剰に増加

副交感神経が優位になっているとき

アレルギーの原因である抗原に対して、体が敏感に反応し、アレルギー疾患が起こりやすくなる。また、副交感神経が過剰に働いてしまうため、気分の落ち込みが激しくなる。

リンパ球の増加に関係する病気の症状

花粉症　アトピー性皮膚炎　骨粗しょう症　うつ病など

働き

睡眠
交 阻害する／
副 促す

心と体のメンテナンス その日の疲れをリセットする

生活リズムの乱れで「睡眠の質」が低下する

寝ても疲れが取れない理由のひとつに、自律神経の日内変動に従って夜になると下がるべき交感神経の働きが、睡眠時も高まったままであることが挙げられます。夜更かしや残業による夜型の生活が、体を休息モードに導く副交感神経の働きを阻害してしまうのです。

また、スマホの使用などによる夜間の強い光の刺激が、体内時計を乱し、睡眠ホルモンの分泌を低下させ、不眠の原因となります。

主な睡眠の働き

1. 脳の**老廃物**を取り除き、**記憶の整理**をする
2. **成長**ホルモンを分泌し、**疲労**を**回復**する
3. 抗酸化作用を持つメラトニンを分泌し、**老化**を**抑制**する
4. リンパ球の働きが**活性化**し、**免疫力**を**向上**する

副交感神経の働きが睡眠の質を向上させる

生活リズムを自律神経の日内変動に合わせると体内時計に従ってスムーズに入眠できる。

体内時計による眠りのしくみ

夜になると自然と眠くなるのは、人間の体内リズム（概日リズム）によるもの。朝、しっかり太陽の光を浴びて体内時計をリセットすることで、夕方に、睡眠を促す「メラトニン」というホルモンが分泌され、眠気が生じる。

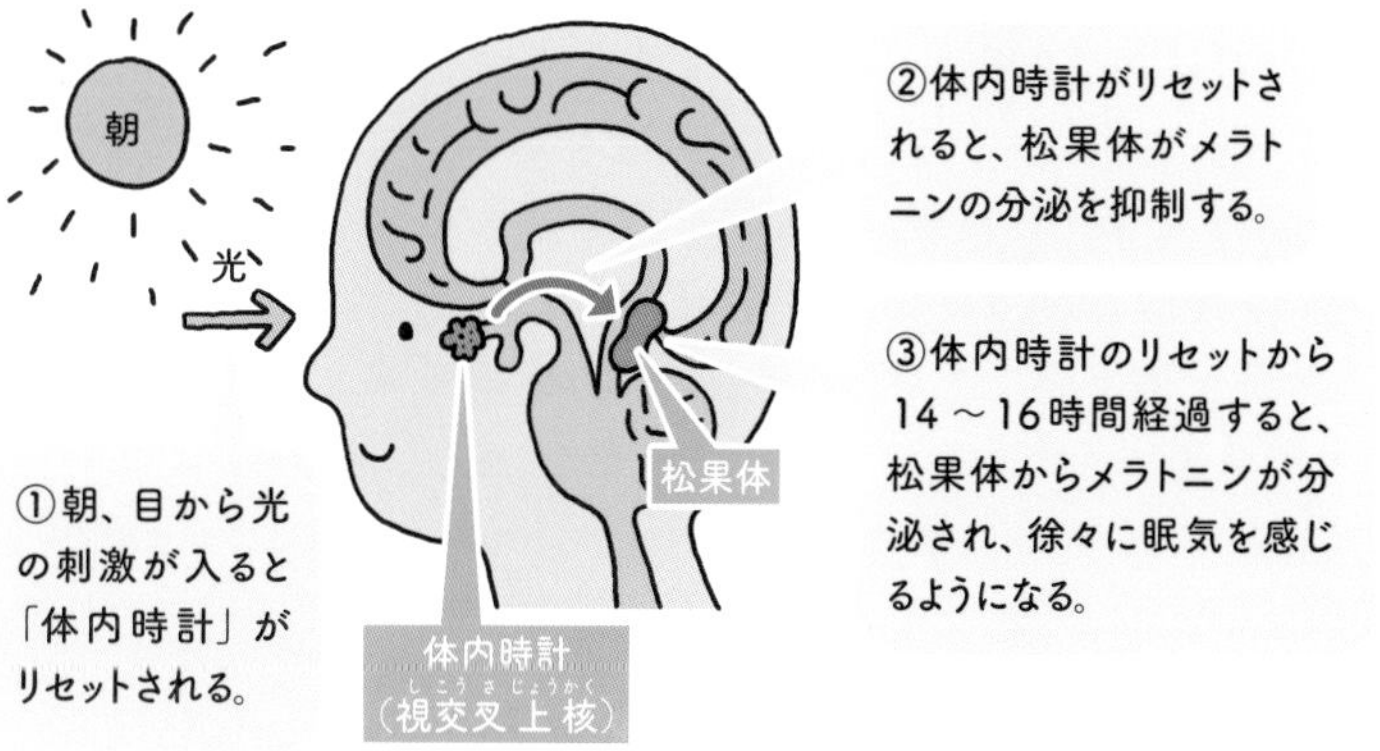
朝
光
①朝、目から光の刺激が入ると「体内時計」がリセットされる。
②体内時計がリセットされると、松果体がメラトニンの分泌を抑制する。
③体内時計のリセットから14～16時間経過すると、松果体からメラトニンが分泌され、徐々に眠気を感じるようになる。
松果体
体内時計
（視《し》交《こう》叉《さ》上《じょう》核《かく》）

一日のメラトニンの分泌量の変化

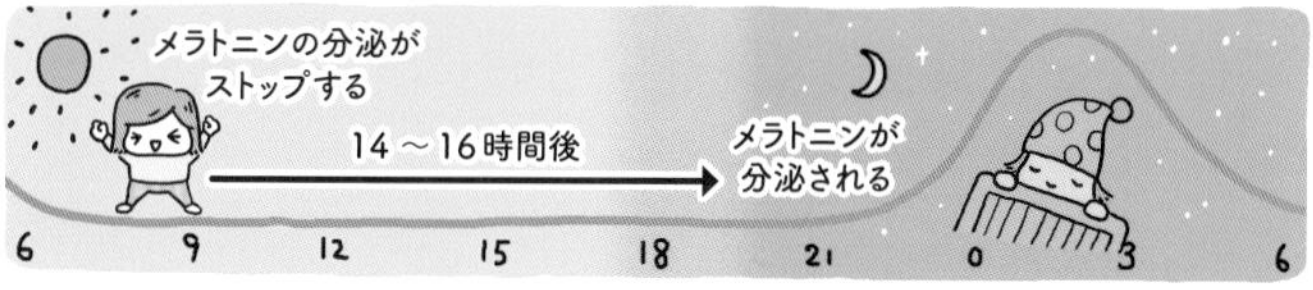
メラトニンの分泌がストップする
14～16時間後
メラトニンが分泌される
6
9
12
15
18
21
0
3
6

睡眠の働きに関係する不調の症状

不眠　入眠障害　中途覚醒　疲労感の蓄積
集中力の低下　記憶力の低下　イライラ　体重増加など

睡眠の働きに関係する病気の症状

うつ病　精神疾患　認知症　発達障害　高血圧など

幸せを呼ぶ
自律神経のハナシ②

呼吸を整え、幸せを呼ぶ!?「ため息」に隠された意外な効能

ネガティブなイメージがある「ため息」ですが、人間の本能から起こる自律神経を整える行動のひとつなので悪いことではありません。不安なことがあったり、ひとつのことに集中しすぎたりすると、人は呼吸を忘れます。呼吸が止まると血流が滞り、細胞に酸素が行き渡らなくなります。すると交感神経が高まって自律神経が乱れます。そんなとき、深い呼吸を取り戻して副交感神経を高める本能的な行動が「ため息」というわけです。ため息をがまんすると、よけいに血流が滞り、心身のコンディションが悪化します。ため息をついた後の末梢血管には、滞っていた血液が戻ることもわかっています。ため息は自律神経を整え、心と体をリセットしてくれるのです。

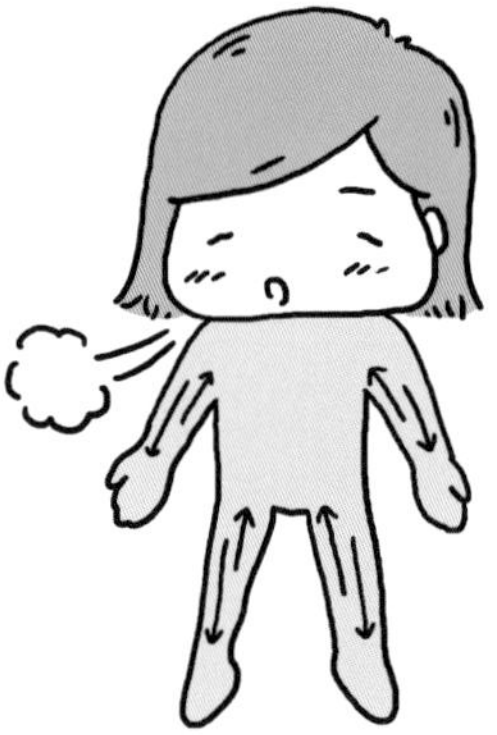

ため息は、深い呼吸を取り戻して副交感神経を高め、心と体をリセットすることで幸せを呼び込むためのスイッチです。

2章
ライフスタイルを整える
～過ごし方のコツ～

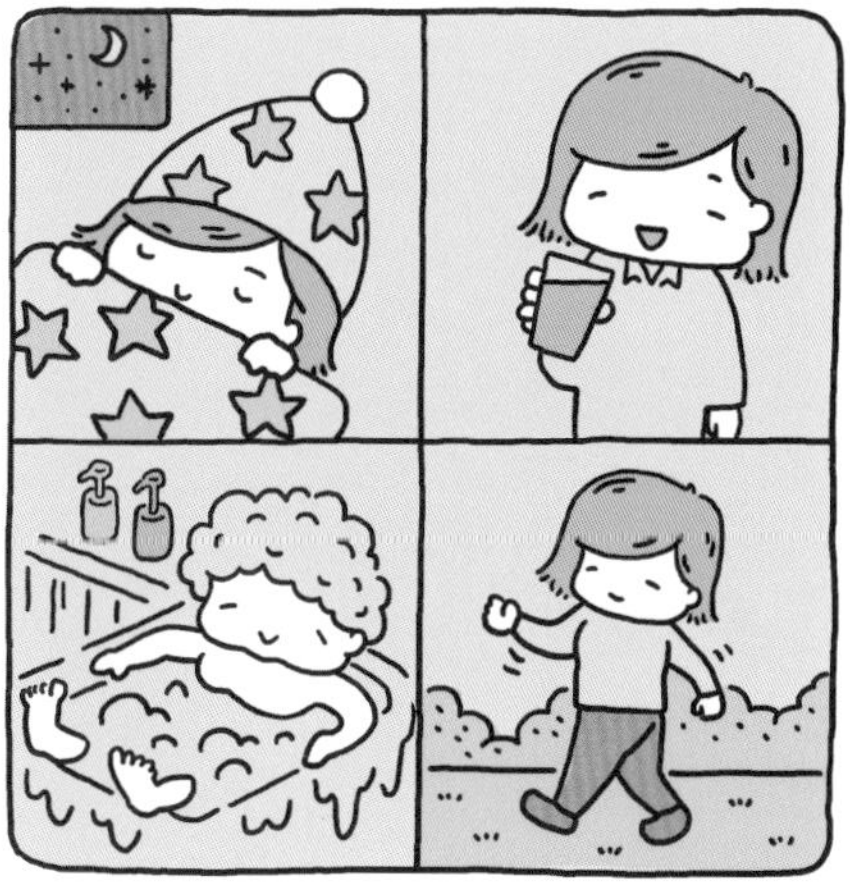

普段の何気ない行動パターンや習慣が、
交感神経を過剰に刺激していたり、
副交感神経の働きを弱めていたり……。
2章では、生活の中に取り入れられる、
自律神経のバランスが整う過ごし方を紹介。
生活習慣を変えるだけで、自律神経が整います！

自律神経が整う合言葉は、「ゆっくり動く」

心と体への作用

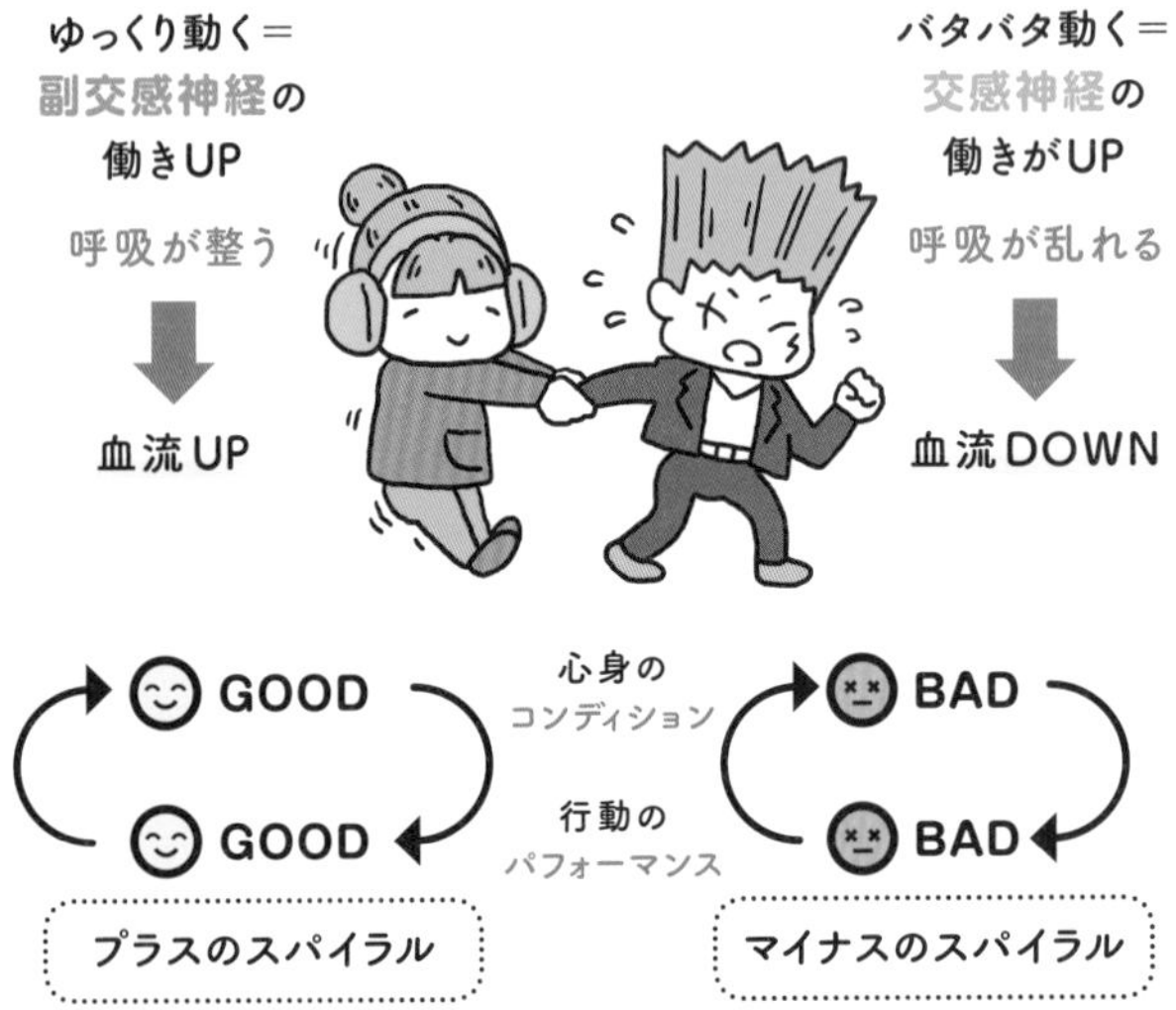
ゆっくり動く＝
副交感神経の
働きUP
呼吸が整う
血流UP
バタバタ動く＝
交感神経の
働きがUP
呼吸が乱れる
血流DOWN
GOOD
GOOD
心身の
コンディション
行動の
パフォーマンス
BAD
BAD
プラスのスパイラル
マイナスのスパイラル

副交感神経の働きは自分でコントロールできる

自律神経の働きをよい方向にコントロールするカギは、日常生活のさまざまな動作を「ゆっくり」行うことです。「ゆっくり」行動できているときには、自然と「呼吸」もゆっくり深いものになっていて、そうなると副交感神経の働きが高まり、自律神経のバランスが整うことにつながるためです。

「呼吸」と自律神経には深い関わりがあります。呼吸が速く浅いときには、交感神経の働

ストレスを感じることなく自然に呼吸がゆっくり、深くなる

動作を「ゆっくり」に変えるポイント

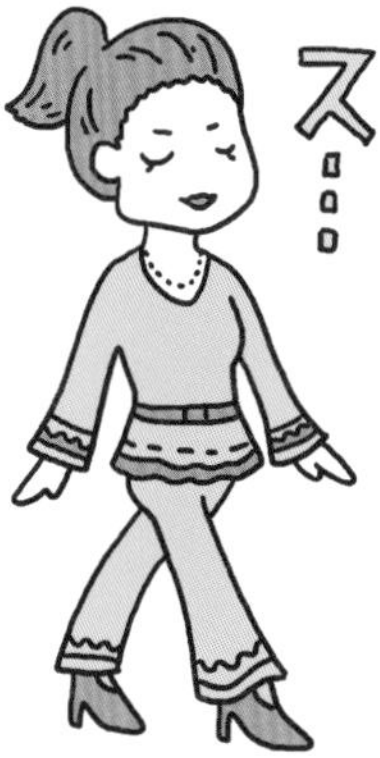

1. 日常の動作のスピードを、いつもの6割くらいに落とす。

2. だらだら動くのではなく、エレガントに見える所作を心がける。

↓

動きにいっさいの無駄がなくなるので、急いでバタバタしているときよりも、結果的に「早く」動けるようになる。

きが過剰に高まり、血流が低下して感情も高ぶりますが、呼吸がゆっくり深くなれば、副交感神経の働きが高まり、収縮していた血管がゆるんで気分も安定します。呼吸がゆっくり深くなるだけで、心と体がいきいきとよみがえり、行動の質が上がって、生活のパフォーマンスも向上するのです。

注意したいのは、呼吸そのものを意識しすぎないこと。呼吸の仕方を意識した途端、それ自体がストレスとなり、自律神経が乱れてしまうからです。

大事なのは、「いつのまにか」呼吸がゆっくり深くなっているという状態。そうなるためには、「ゆっくり動く」が必要なのです。「ゆっくり」は、自分でできる最高の自律神経のコントロール方法なのです。

過ごし方

水を飲む
食事の習慣①

毎日2リットルの水をこまめに飲む

朝の1杯の水と、疲れる前の水分補給で胃腸が反応する

朝起きたら、まず1杯の水を飲みましょう。「朝からやる気が出ない」「イライラする」、それは交感神経が高まっている状態で、つまり、自律神経のバランスが崩れているということです。自律神経は胃腸の働きと密接に結び付いているため、水を飲むことで腸が反応して自律神経の働きがよくなり、体にスイッチが入って一日を快適にスタートすることができるのです。

一日に必要な水分摂取量は最低でも1・5

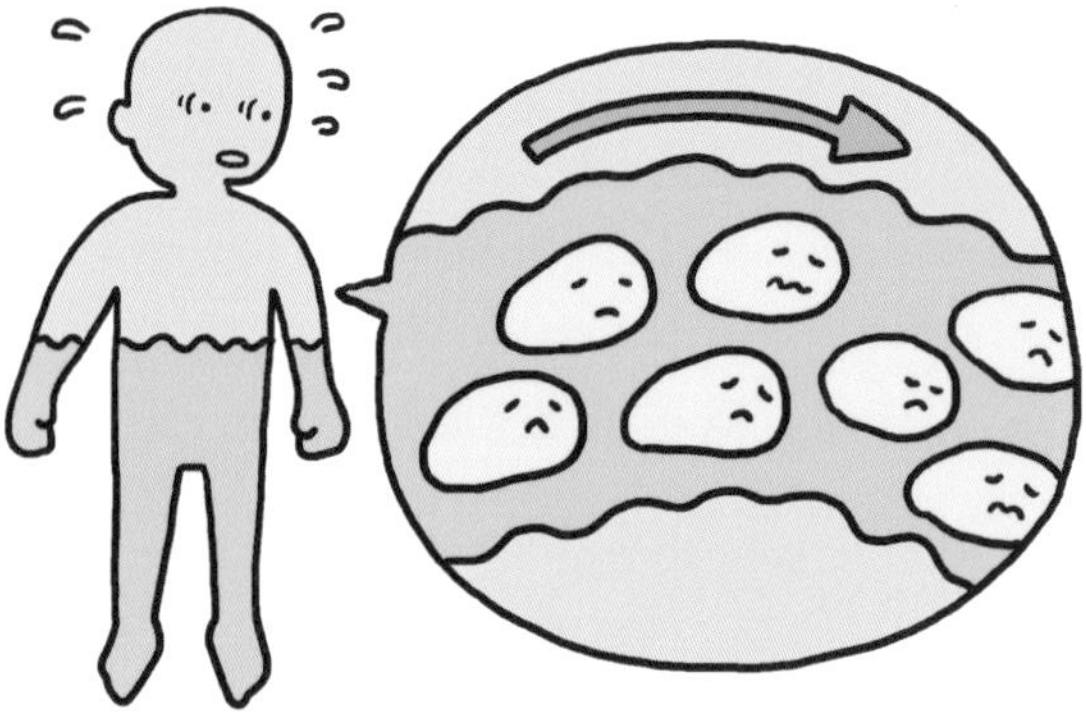

体の水分が不足すると？

血流が低下することで交感神経が優位になり、健康維持に必要な酸素や栄養素が全身に行き渡らなくなる。これにより、消化機能や老廃物の代謝機能も低下する。

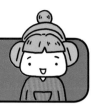

自律神経のバランスが整い 体調も崩さず、ストレスも緩和する!

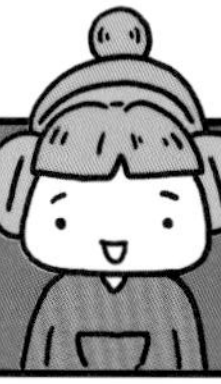

効果 1	**病気の予防**	水分摂取量の不足による、血流の滞りが原因で起こる脳梗塞や心筋梗塞を防ぐ。
効果 2	**脳の活性化**	脳の細い血管まで血流を巡らせ、酸素を届けることで、脳を活性化、認知機能を高める。
効果 3	**便秘の予防・改善**	腸を刺激して蠕動《ぜんどう》運動を促し、便意を起こしやすくする。
効果 4	**ストレス解消**	副交感神経が働くことで、焦りやイライラなどの精神的なストレスを緩和する。

リットル。適正量は2リットルといわれています。一度に大量に飲むのではなく、「こまめに」飲むのが重要。朝起きたときはもちろん、仕事や家事の合間に「だるいな」「集中力が落ちているな」などと感じたときは、意識的に水を飲むようにしましょう。

体内の水分が不足すると内臓の働きが悪くなり、交感神経が活発になります。こまめに水を飲むと副交感神経が働いて自律神経が整い、心身が落ち着きます。自律神経が乱れていると下痢や便秘、食欲不振、不眠、冷えやほてり、むくみなどの症状があらわれます。イライラしてストレスが溜まるのも、水分不足が原因のことがあります。さらに水分不足が続くと、血液がドロドロになって血管を傷め、血流も悪くなってしまいます。

過ごし方

よく噛む
食事の習慣②

よく噛んで、ゆっくり食事をする

腸や肝臓の機能を高め代謝のよい体にする

自律神経を整えるための重要なポイントのひとつに、腸内環境をよくし、腸の働きを安定させることがあります。食事をすると腸が刺激されて自律神経が安定するので、1日3食、できるだけ決まった時間に食べましょう。夜遅くの食事は胃腸に負担がかかるため、どうしても遅くなるときは、消化のよい食べ物にしたり、分量を調節したりします。

そしてなによりも「ゆっくり、楽しく食べる」ことが大切。よく噛んで食べることで、表

考え事をしながら急いで食事をすると？

心配事を抱えているときは、交感神経が優位になっている。その状態で食事をすると、胃液の分泌も腸の蠕動《ぜんどう》運動も弱まり、消化吸収の働きが低下。急激な血糖値の上昇により、太りやすい体にもなる。

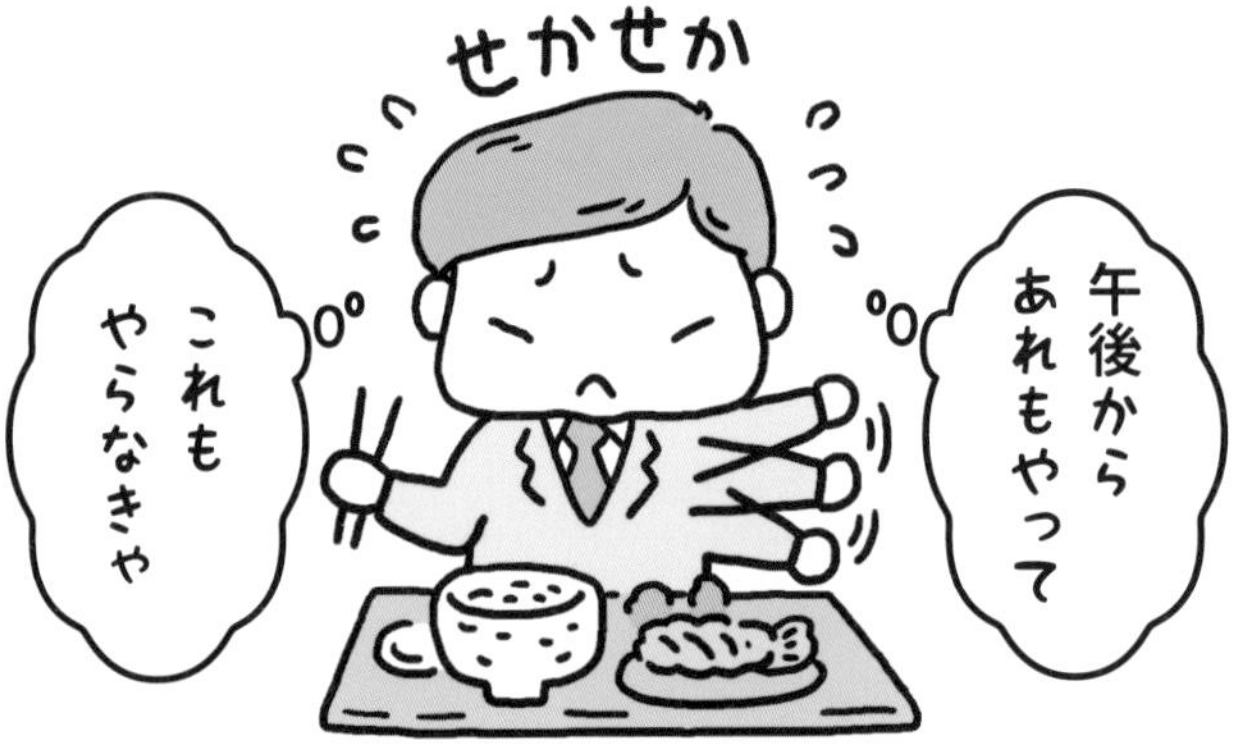
せかせか
午後から
あれもやって
これも
やらなきゃ

胃腸の働きが活発になり、心と体が整って脳が活性化する!

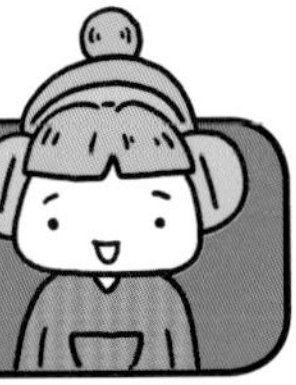

効果 1	**暴飲暴食の予防**	ゆっくり食べることで、満腹中枢を刺激し、食欲を抑える効果がある。肥満の対策にも。
効果 2	**リラックス作用**	唾液の分泌により副交感神経が優位になることで、心身ともにリラックス状態に。
効果 3	**消化吸収の促進**	咀嚼《そしゃく》の刺激が脳に伝わり、唾液をはじめとした消化液の分泌が促進され、栄養分を速やかに消化吸収できる。
効果 4	**アンチエイジング**	唾液に含まれる若返りホルモンのパロチンの分泌により、老化や認知症の予防にもなる。

情筋がゆるみ、副交感神経の働きが高まります。すると腸の動きも活性化し、消化吸収の機能が高まります。その結果、質のいい血液が肝臓に行き渡り、肝臓の機能が高まることで代謝がよくなり、美容と健康によい、太りにくい体になるのです。

また、ダイエットで食事を抜くと腸が動かなくなり、自律神経のバランスが崩れてしまうため、過度な食事制限は禁物です。早くダイエット効果を実感したい場合は、朝と夜の摂取カロリーを少なくし、昼食を中心にすることをおすすめします。もちろん、朝と夜も腸を刺激して副交感神経を高めておくことは必要なので、十分な水分を摂り、ヨーグルトやバナナなど消化のよい食事にして腸内環境を整えましょう。

食事をゆっくり食べるコツ

「マインドフルネス」瞑想法

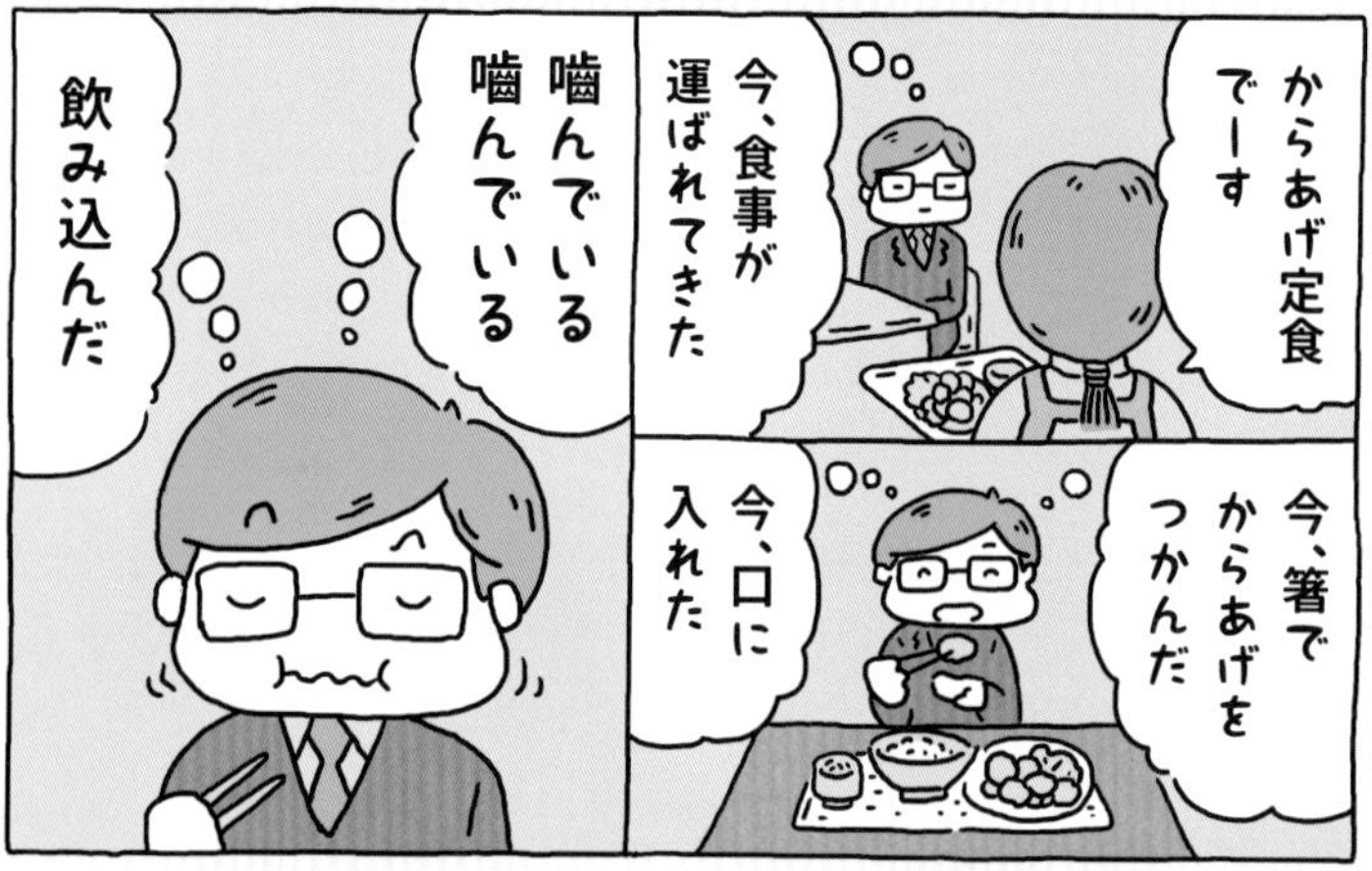
からあげ定食でーす
今、食事が運ばれてきた
今、箸でからあげをつかんだ
今、口に入れた
噛んでいる噛んでいる
飲み込んだ

今、目の前にあるものだけに集中すると自律神経が整う

「マインドフルネス」とは、今、行っている動作を意識し、その行動に集中することで集中力を高めるトレーニング療法。ランチ中に、「さっきの仕事は失敗したな」「午後は〇〇に電話しなければ」などの心配事があると、自律神経が乱れ、胃液の分泌も腸の蠕動《ぜんどう》運動も弱くなって消化が悪くなってしまいます。

そこで、ゆっくり咀嚼《そしゃく》しながら、「今〇〇を口に入れた」「〇〇を噛んでいる」と意識します。これがマインドフルネスです。そうすることで自然とゆっくり食べられるようになり、自律神経が整うだけでなく、集中力が身に付きます。

ランチの後に眠くならないコツ

食事の前に1杯の水を飲む

正午は日内変動で交感神経の働きが最も高まっている時間帯。

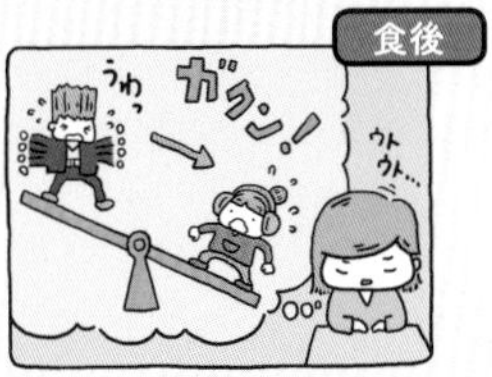

胃腸が消化吸収を始め、副交感神経が一気に優位になり、急激な眠気を誘発。

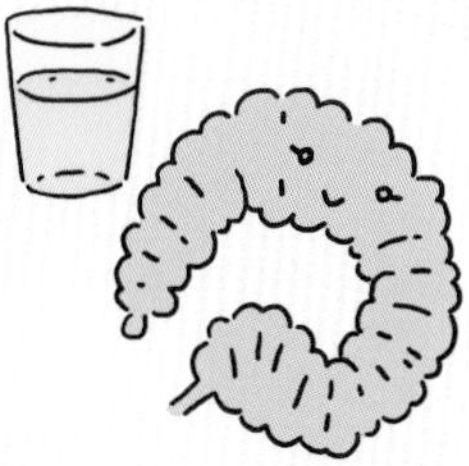

食前に水を飲む
↓
自律神経の急激な変化を防ぐ
↓
眠気を回避できる

食後、眠気に襲われるのは自律神経の乱れが原因

午後の仕事は眠くてつらい、ということがありますよね。実は、これにも自律神経が関係しているのです。食事をすると胃腸が動き、副交感神経が優位に。正確には、副交感神経が上がるのは食後で、食事中は交感神経が高まります。食後は消化器官が動き出して一気に副交感神経が上がって急転換。眠気はこの急転換が原因なのです。

そこで、食後の眠気を防ぐには食前にコップ1杯以上の水を飲み、ゆっくり時間をかけて食べましょう。食前に水を飲むと腸が動いて副交感神経が高まり、ゆっくり食べることで食べている間に副交感神経が上がります。これにより交感神経の急転換を抑えることができるのです。

過ごし方

腸内細菌
食事の習慣③

腸内細菌の多様性を高める

腸内環境が悪くなると？

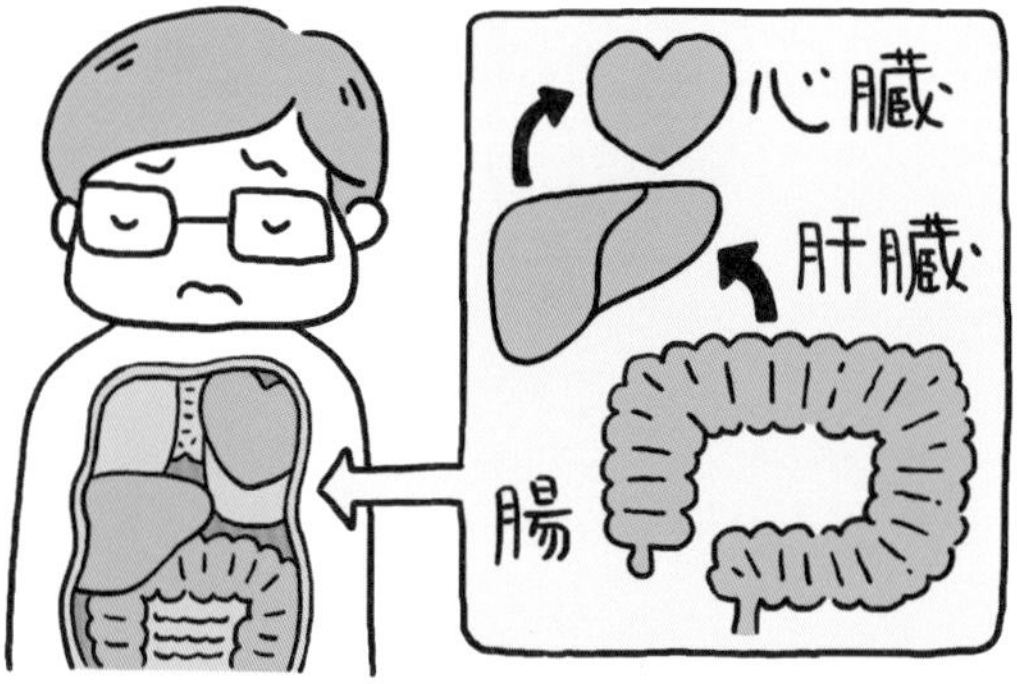

腸内で毒素や老廃物を吸収したドロドロの血液が作られ、その血液が腸から肝臓、肝臓から心臓へ運ばれ、各器官の機能が低下する。

腸内環境の改善は細菌の多様性がカギ

腸と自律神経は相関関係にあるといっていいほど、密接に関係しています。つまり「ストレスがかかると自律神経が乱れ、腸の動きが悪くなる」「腸の動きが悪くなって自律神経が乱れ、ストレスがかかる」の両方が考えられるということになります。

そのため、自律神経のバランスを整えるには、腸内環境を整えることが大切になります。そこでおすすめしたいのが腸内の善玉菌を増やす

腸内細菌の多様性により消化と代謝が高まり、メンタルも整う！

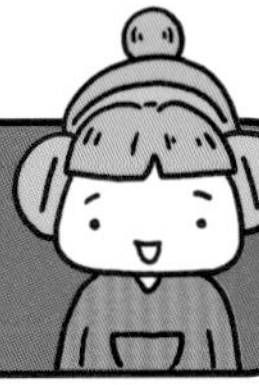

効果 1	新陳代謝アップ	食物を消化吸収し、良質な栄養を体内へ巡らせることで、代謝機能を活性化する。
効果 2	ダイエット効果	食べた物をしっかり消化できることによって、脂肪が蓄積しにくい体になる。
効果 3	メンタルの向上	腸の働きが副交感神経の働きを優位にし、ストレスや不安を緩和させる。
効果 4	便秘の予防・改善	乳酸菌やビフィズス菌などが腸内環境を善玉菌優勢にし、お通じ改善に役立つ。

ヨーグルトです。

毎日ヨーグルトを食べることで、新しい乳酸菌やビフィズス菌が腸内で増え、腸内細菌の状態がよくなります。かつては「自分に合った菌を選ぶ＝自分に合ったヨーグルトを選ぶ」ことが主流でしたが、腸内の菌の多様性が腸内環境のよさと比例することがわかってきたため、ずっと同じヨーグルトを食べるのではなく、2〜3週間経ったら別のヨーグルトも試してみるとよいでしょう。一時的にではなく、毎日継続することが大切です。

腸内環境が悪いと消化吸収が悪くなり、太りやすくなることもわかっています。ダイエットをするときにも、腸内環境を整えることを第一に考えるとよいでしょう。

腸内細菌を増やすコツ

水溶性食物繊維を多く摂る

水溶性食物繊維の働き

体によい働きをする「善玉菌」のエサとなって、その数と種類の増殖を助ける。

↓

腸内の善玉菌が増えると、腸の働きが活発になり、
スムーズな排便が期待できるほか、悪玉菌の増殖を抑え、免疫力をアップさせる。

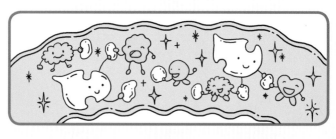

善玉菌のエサとなる食物繊維を1日20～25グラム摂取する

食べたものはほとんどが胃で消化され、小腸で吸収されますが、食物繊維だけは途中で吸収されずに大腸まで届きます。食物繊維は大腸で乳酸菌やビフィズス菌などの善玉菌のエサとなるので積極的に摂りましょう。

食物繊維には水溶性食物繊維と不溶性食物繊維の2種類があり、腸内細菌のエサとなるのは水に溶ける水溶性。水溶性は便をやわらかくしてお通じをスムーズに。不溶性は便のカサが増しますが、便秘の人はおなかが張ることがあるので注意が必要です。食物繊維の摂取量は、1日20～25グラムが目安。ただ、ひとつの食材からはまかなえないので、いろいろな食材から摂取するようにしましょう。

2種類の食物繊維の特性

○ 水溶性食物繊維

■主な食材

こんぶ　わかめ　ひじき　めかぶ　オクラ　アボカド　やまいも
大麦　オーツ麦　納豆　いちご　いよかん　熟したバナナ

■特性

ネバネバした水溶性食物繊維は、糖質や脂質を絡めとりながら腸内をゆっくりと移動する。食後に血糖値の急激な上昇を抑え、不要な脂肪やコレステロールを体外に排出する。

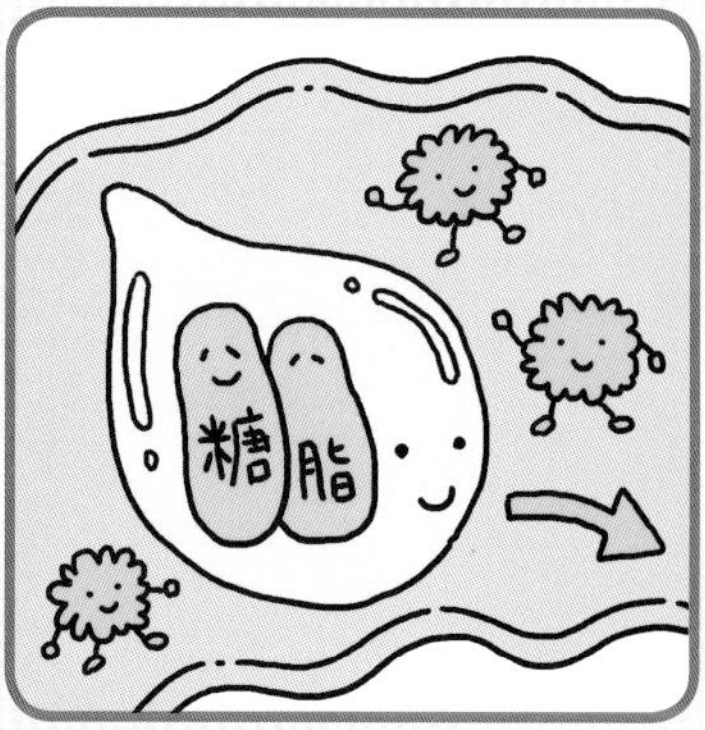

○ 不溶性食物繊維

■主な食材

ごぼう　にんじん　れんこん　かぼちゃ　キャベツ　レタス
ほうれんそう　大豆　きのこ類　穀類

■特性

胃や腸の水分を吸収して大きくふくらみ、便のカサが増え、腸を刺激することで、便を送り出す蠕動《ぜんどう》運動が活発になる。腸内の不要なものを体外へ押し出す役割もある。

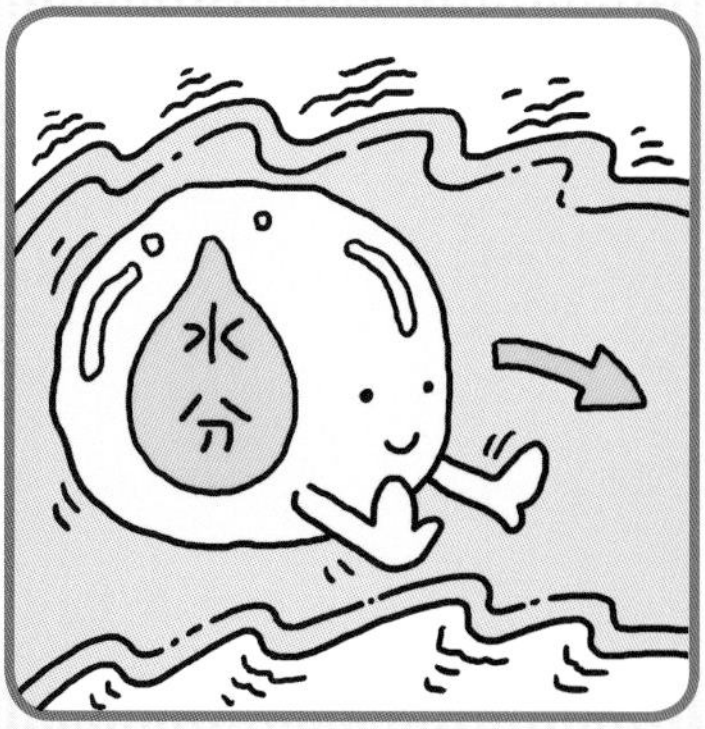

カフェイン
食事の習慣④

カフェインを効果的に摂取する

適量の摂取は血管拡張、抗酸化・抗うつ効果もある

コーヒーに含まれるカフェインは、中枢神経を覚醒させるほか、強心作用があるとされています。カフェインを摂取すると交感神経が適度に刺激されるため、眠気覚ましになったり、集中力がアップしたりします。リフレッシュ効果も期待できるので、仕事に疲れたときにコーヒータイムをとれば、仕事のスイッチを入れ直すこともできるはずです。

それだけでなく、セロトニンやドーパミンの

摂取量やタイミングを誤ると？

交感神経が優位になるため、就寝前やリラックスタイムでの摂取は適さない。利尿作用で口の中が渇きやすくなり、口臭悪化の要因にもなる。

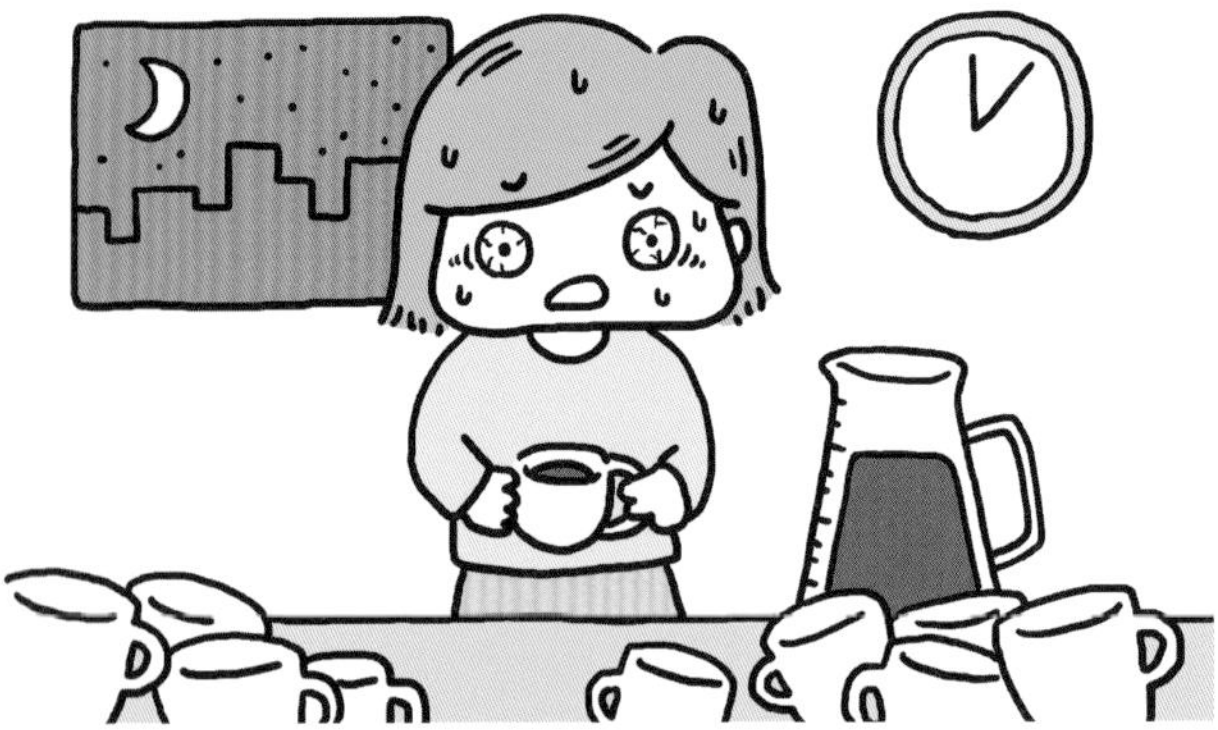

カフェインを正しく摂取すれば病気を予防し、気持ちが安定する!

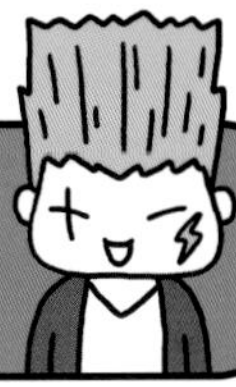

効果 1	**抗うつ作用**	精神の安定に関わるセロトニンやドーパミンの分泌量が増え、気持ちを落ち着かせる。
効果 2	**病気の予防**	血管の拡張によって、全身や脳への血流の詰まりが原因で起こる高脂血症や認知症の予防となるともいわれている。
効果 3	**お通じの改善**	腸の蠕動《ぜんどう》運動を促進させる効果があり、腸の活動をサポートする。
効果 4	**集中力アップ**	交感神経を適度に刺激し、やる気のスイッチが入り、集中して活動できる。

分泌量を増やして抗うつ効果があることもわかっています。血管を拡張させる、抗酸化作用があるなど、血流にいい影響を及ぼすことも研究で証明されています。

摂取量は1日2〜4杯程度。腸を温めるためにホットで、余計なものを摂取しないよう砂糖やクリームを入れないでブラックで飲むのがおすすめです。

過剰摂取は自律神経を乱すこともあるので注意が必要です。頭痛や動悸、不眠や不安感などを引き起こすほか、貧血になりやすくなる、口臭がひどくなる、利尿作用があって脱水症状が出る可能性があるなど、体に悪影響を及ぼすことがあるからです。適量をタイミングよく飲んで、コーヒータイムを生活の中に上手に取り入れましょう。

1日30分〜1時間のウォーキングをする

深い呼吸ができるペースで背筋を伸ばして歩く

呼吸が浅くなる運動をすると?

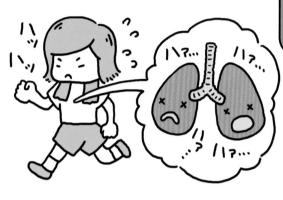

激しい運動をすればするほど呼吸は浅くなり、副交感神経の働きが低下する。浅い呼吸は、末梢細胞に運ばれる酸素を激減させ、健康には逆効果となる。

健康維持のために適度な運動が大切なことはご存じの通りですが、数ある運動の中でも、「健康維持」に重点をおく場合にはウォーキングが一番適しています。

ウォーキングよりもジョギングやランニングのほうが運動量が多く、健康維持効果があると思われがちですが、それは大きな間違いです。ジョギングなどは速く走れば走るほど呼吸が速く、浅くなって、副交感神経のレベルが

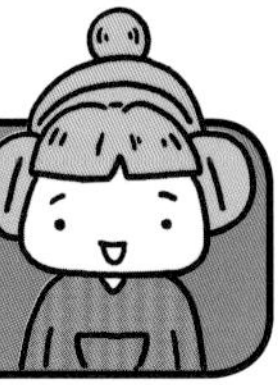

体に入ってくる酸素量が増えると体中の末梢血流が一瞬で改善する!

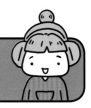

効果 1	**肩こり・腰痛の改善**	血流を改善し、筋肉をほぐすことで筋肉のこりによる痛みを改善できる。
効果 2	**快眠に導く**	適度な疲労感がスムーズな寝付きを誘い、睡眠の質を上げる。
効果 3	**死亡リスクの低下**	アメリカの研究では、1日の歩数が多いほど、心血管疾患やがんによる死亡率が低くなるといわれている。

下がります。呼吸が浅くなると、血流が低下します。すると、体の隅々まで酸素や栄養が行き渡らず、体を老化させることになってしまうのです。

ウォーキングは「ゆっくり、背筋を伸ばして」歩くのがポイント。深い呼吸で歩くことによって、副交感神経が高いレベルで維持されます。さらに背筋を伸ばすと、気道が開いて肺に入ってくる酸素の量が増えます。それにより末梢の血管が拡張して隅々の細胞にまで血流とともに酸素と栄養が行き渡り、全身の動きがよくなるのです。血流がよくなると快眠、肩こりや腰痛の軽減なども期待できます。

背筋を伸ばし、脚を腰骨からゆっくりと前に出すようにして、一定のリズムで歩くように心がけましょう。

過ごし方

呼吸
日常の習慣②

心と体を落ち着ける「1：2呼吸法」

呼吸法を意識しすぎると？

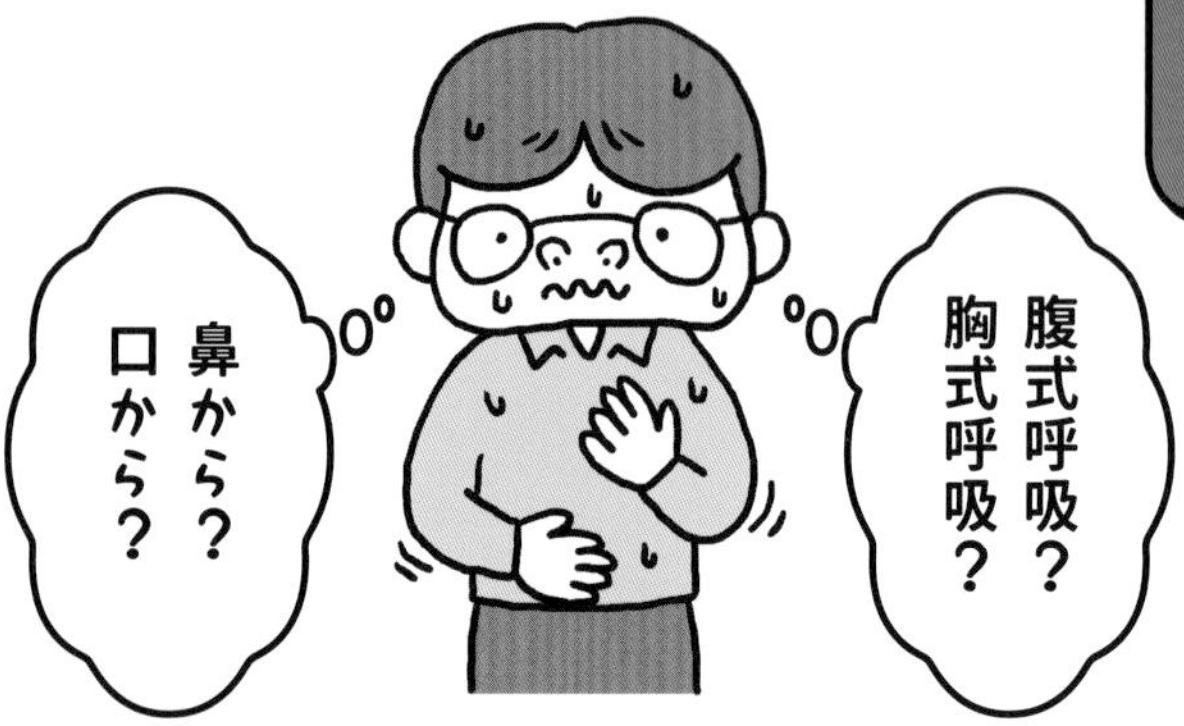

ストレス社会を生きる現代人は、呼吸が浅くなりがち。そんな状態では、呼吸法を意識した瞬間に体は緊張状態になり、いくら深呼吸をしても気持ちを落ち着かせることができなくなってしまう。

深く息を吸って　その倍の長さでゆっくり吐く

緊張しているとき、深呼吸をすることで落ち着くというのは誰もが経験のあることでしょう。緊張すると無意識のうちに速く浅い呼吸になりますが、深呼吸をすることによって末梢の血流量が増加し、自律神経のバランスがよくなって落ち着くことができます。

心が安定していると呼吸がゆっくり深くなります。すると副交感神経が刺激されて血管が開き、末梢まで血流がよくなります。血流がよ

深呼吸をすれば、血流量が増え、副交感神経が高まってリラックスできる!

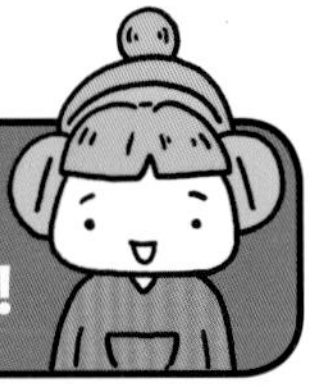

1：2呼吸法

1日3分程度でOK。深く長い呼吸が自律神経のバランスを整え、リラックス状態に導く。

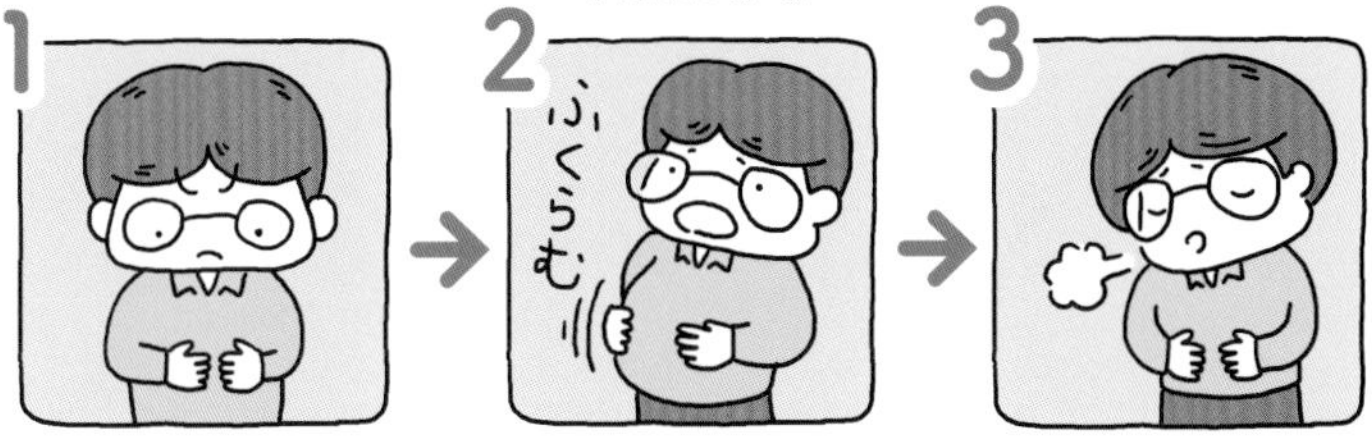

姿勢を整える
下腹部にある丹田に手を当て、おなかの動きを意識する。

3〜4秒かけて吸う
鼻から深く息を吸う（横隔膜が広がる）。

6〜8秒かけて吐く
おなかをへこませて、口をすぼめてゆっくり長く吐く。

くなると筋肉が弛緩して体がリラックスします。深呼吸をすると心が落ち着くのはこのため。自律神経をコントロールするためには呼吸がとても大切なのです。

呼吸の仕方を意識しすぎると、心と体が緊張してしまい、かえって自律神経を乱すことにもなります。そこでおすすめなのが1で吸って、2でその約2倍の長さで吐く「1：2呼吸法」。3〜4秒間で吸って、6〜8秒間でゆっくり吐きます。

仕事や家事の合間、通勤途中に立っているときでもいいので、1日3分間の「1：2呼吸法」を続けてみましょう。イライラしたときや気分が落ち込んだとき、パニックになりそうなときにやると、一瞬でゆったりとした気持ちに変われるはずです。

過ごし方

姿勢
日常の習慣③

疲れたときは、背筋を伸ばして上を向く

うつむき姿勢を続けると？

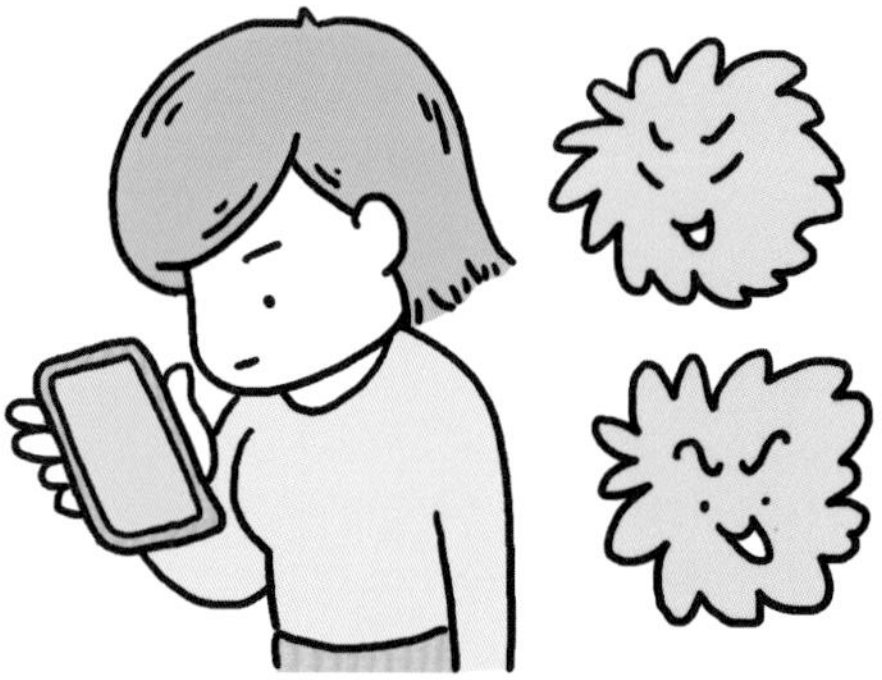

スマホやパソコンの使用で、長時間下を向く姿勢が続くと、知らず知らず呼吸が浅くなり、副交感神経の働きが弱くなる。低酸素状態のため免疫力が下がり、気分が落ち込むだけでなく、体調を崩しやすくなってしまう。

うつむき姿勢だと低酸素状態が続く

気分が落ち込んだり、調子が悪かったりすると、たいていの人は背中を丸めてうつむきがちになっています。そんなときこそ上を向いて、空を見るようにしてみましょう。

背中を丸めてうつむくと気道が押されて狭くなり、呼吸が浅くなって自律神経のバランスが乱れます。副交感神経の働きが下がるので血流が滞り、体が低酸素状態に陥ります。すると肩や首のこりや腰痛をはじめ、代謝が悪くなっ

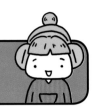

気道がストレートになり
副交感神経の働きが高まる!

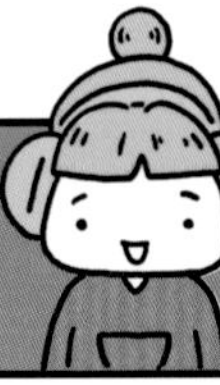

効果 1	血流量の増加	気道が広がると、肺に入ってくる酸素量が増え、血流とともに体の隅々まで酸素と栄養が巡る。
効果 2	冷え・しびれの改善	血管が拡張され、滞った血流が末梢まで巡ることで、手先や足先の冷え、しびれが改善される。
効果 3	ストレスの緩和	副交感神経が刺激されるため、焦りやイライラした気持ちを落ち着かせることができる。

て内臓の病気にかかりやすくなるなど、体に不調があらわれるのです。

上を向くと気道がストレートになって、呼吸がゆっくりと深くなります。そうすることで体に取り込まれる酸素の量が増え、末梢の血管が拡張して細胞の隅々にまで酸素と栄養が行き渡ります。上を向くだけで副交感神経の働きがよくなり、自律神経のバランスが安定するのです。そして心も体も健康な状態に向かっていくでしょう。

イライラしたり落ち込んだりしたときだけでなく、緊張する場面や、苦手な作業に取り組む前なども、意識的に背筋を伸ばして上を向いてみましょう。これが習慣になれば、ストレスから解放されて、リラックスした状態になるはずです。

過ごし方

太陽光
朝の習慣①

朝起きたら、陽の光を浴びる

体内スイッチを切り替えて体を活動モードに

陽の光を浴びないと?

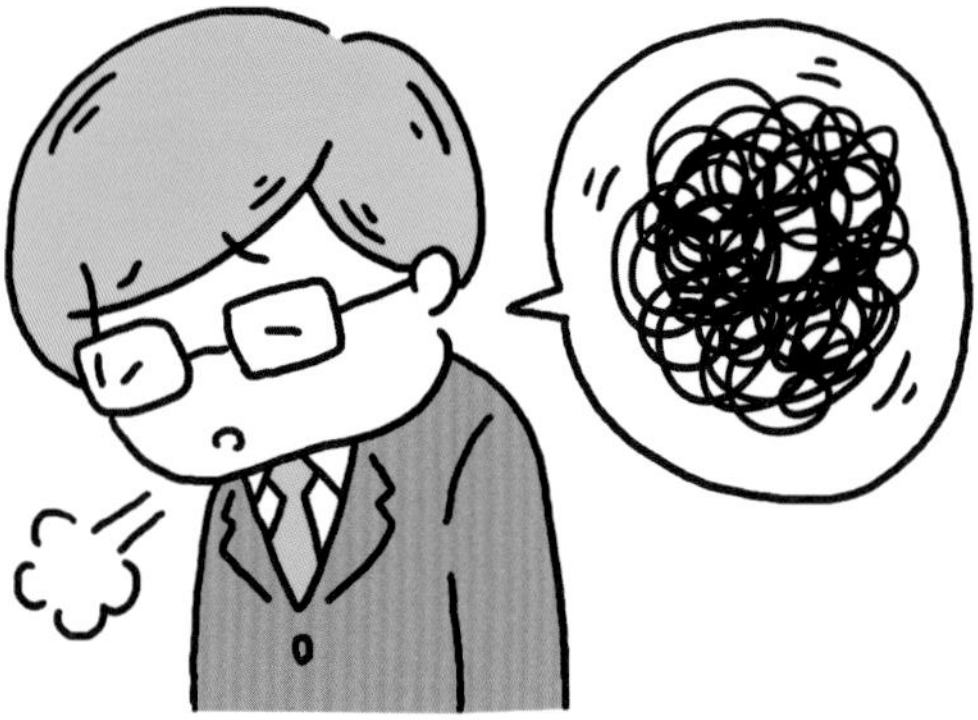

感情や気分のコントロール、精神の安定に関わるセロトニンの分泌が減り、集中力の低下や疲労感、焦燥感を招き、抑うつの要因となる。また、体内時計がずれて、不眠症などの睡眠障害に陥ることもある。

生活リズムを整え、自律神経のバランスをよくするためには、質のよい睡眠をとることが大切です。私たちの体は、もともと備わっている体内時計(サーカディアンリズム)によって日々の新陳代謝やホルモン分泌がスムーズに行われていますが、この体内時計がずれることがないように調整をしなければなりません。

そのために必要なのが太陽の光。朝日を浴びると、そこで体内時計がリセットされます。そ

体内時計がリセットされ、夜の睡眠を促し、質を向上させる！

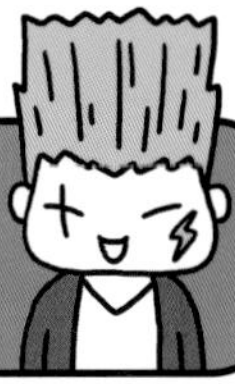

効果1 セロトニンの分泌
「覚醒ホルモン」や「幸せホルモン」とも呼ばれ、脳内で幸福感を生み、明るい気分でアクティブに行動する原動力になる。

効果2 免疫力アップ
皮膚が太陽光を浴びると、体内で体全体の免疫力を上げるビタミンDが生成される。

効果3 睡眠リズムの改善
就寝時間に向かって徐々にメラトニンの分泌が活性化し、スムーズに入眠できる。夜にスマホや部屋の照明などで光の刺激を受けるとメラトニンの分泌が止まってしまうので注意。

のためには、眠る前のスマホのブルーライトは、脳が朝だと判断してしまう可能性があるので厳禁です。眠る部屋の明かりはなるべく暗くし、目が覚めたらカーテンを開けて朝日を浴びるようにしましょう。

太陽の光は脳の神経伝達物質のひとつであるセロトニンの分泌を促して交感神経をアップさせます。これにより、すっきり目覚めることができて体が覚醒します。午後になると睡眠を促進するホルモンであるメラトニンの分泌が始まり、副交感神経が優位になります。

このメラトニンは、セロトニンを材料にして作られるホルモンなので、メラトニンの分泌を活性化するためには朝日を浴びてセロトニンがしっかり分泌されるようにすることが大切なのです。

過ごし方

水分摂取
朝の習慣②

コップ1杯の水を飲み、朝食をしっかり食べる

朝、胃腸が働かないと……

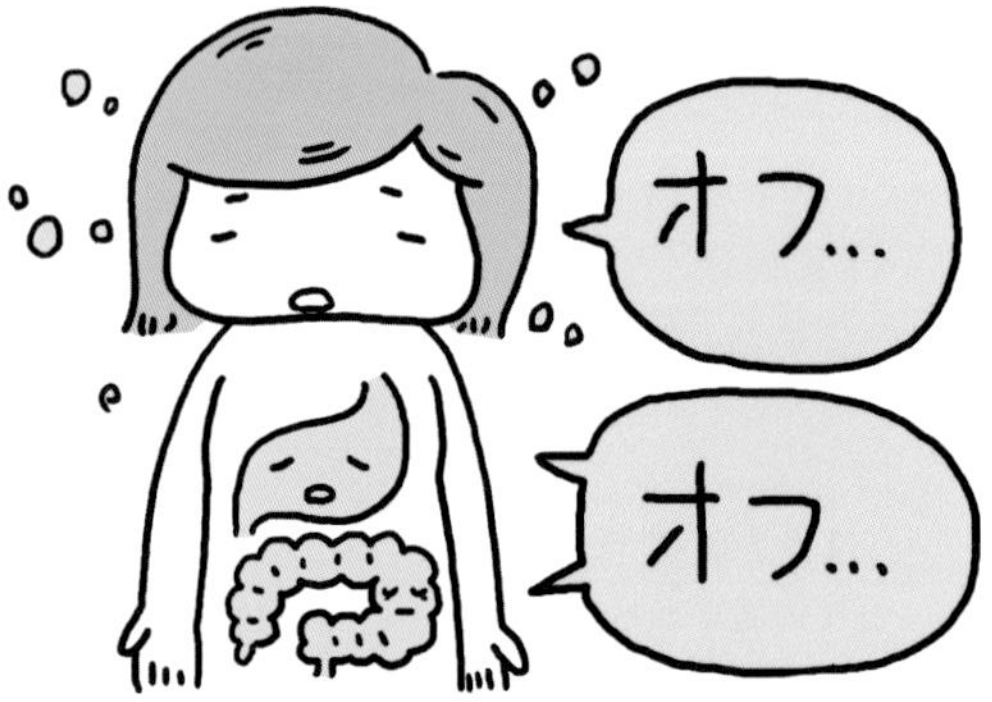

副交感神経の働きに直結する胃腸の働きが弱いと、腸から全身に流れる血流量も低下。体は目覚めのスイッチが入らず、オフ状態のままになってしまう。

「胃結腸反射」が起こり腸が活発に動く

毎日、朝日を浴びたら、コップ1杯の水を飲む習慣を身に付けましょう。睡眠中に失われた水分の補給をするのはもちろん、「胃結腸反射」を誘導する目的があります。

「胃結腸反射」とは、胃腸の蠕動《ぜんどう》運動を促す反応のこと。胃腸は副交感神経によってコントロールされているので、胃腸を動かすことによって副交感神経を刺激し、働きを高めることができます。朝は副交感神経優位の状態から交

胃腸への刺激が自律神経に作用し、イライラや焦りをコントロールできる。

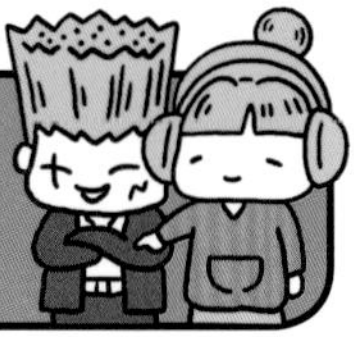

胃結腸反射

水分摂取や食事によって、胃腸が働き出す作用。朝は、体を目覚めさせるスイッチになる。

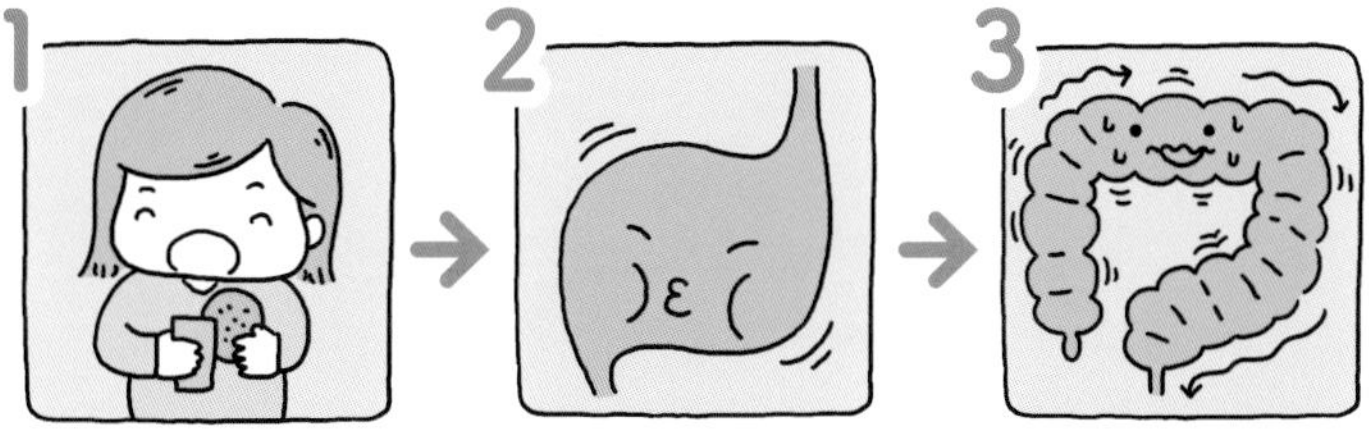

1 水分を摂ったり食事をしたりする。

2 水や食物が胃に入ると胃がふくらむ。

3 反射的に大腸の収縮が始まり、排便を促す指令が脳に届く。

感神経優位に切り替わる時間帯なので、適度に副交感神経を刺激することで、副交感神経の下がりすぎを防いで自律神経のバランスを整えることができます。

水を飲んで胃腸を刺激すると、食べ物を受け入れる準備ができます。そこで朝食をしっかり食べて体内時計のリズムを整えます。満腹に対して6〜7分目くらいの量なら胃腸に負担をかけずにしっかりと体内時計のスイッチを入れることができます。しっかり朝食をとったら、お茶でも飲みながら20〜30分ほどゆっくり過ごすのがおすすめ。慌てて食べてバタバタと活動をスタートさせると交感神経が急激に上がり、自律神経のバランスが崩れてしまって一日のスタートがスムーズにいかなくなるからです。

布団の上でできる 朝の ストレッチ

朝起きてすぐのストレッチには、体を休眠モードから
活動モードに切り替えるスイッチの役割がある。
ただ、目覚めてすぐは、体が半分眠っている状態なので、
急に起き上がると自律神経が乱れてしまう。
そんな朝におすすめの、布団の上で寝たままできる
簡単なストレッチを紹介！

①全身伸ばしストレッチ

血流改善効果大！「グー」の手で交感神経の働きがよくなるので、
一日中やる気や集中力が持続！

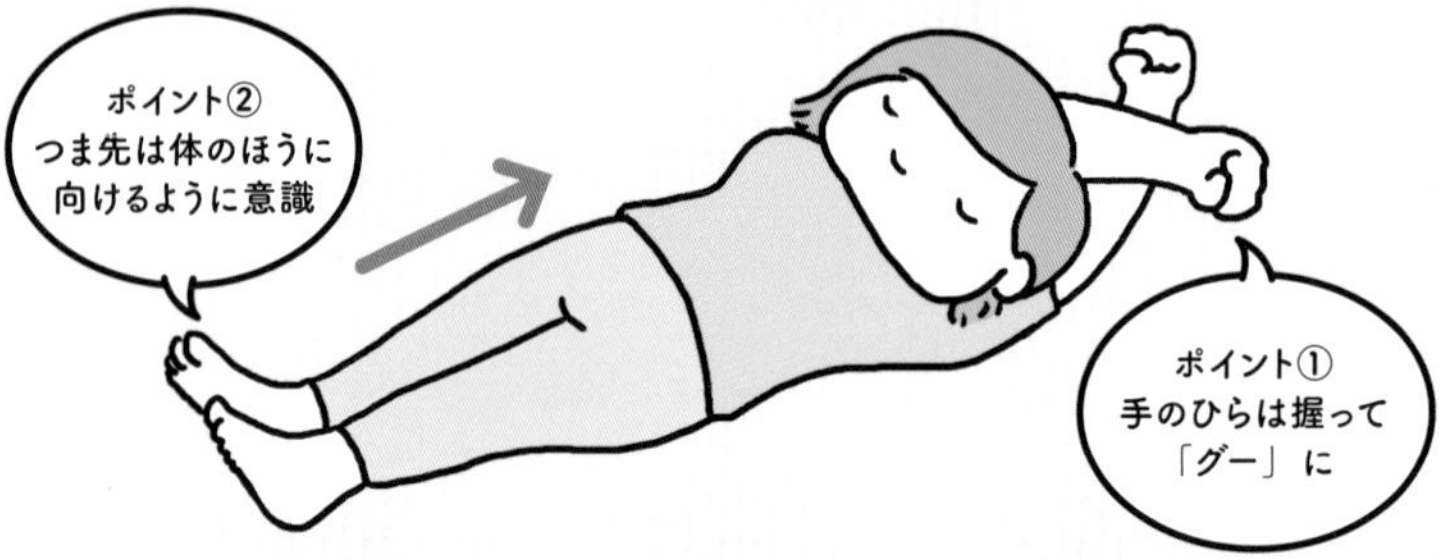
ポイント②
つま先は体のほうに
向けるように意識
ポイント①
手のひらは握って
「グー」に

あおむけになって、両手を頭上に伸ばし、手首を交差して手のひらをグー に。そのままの姿勢で、息を吸いながら全身をぐーっと伸ばす。足は、かかとから引っ張られるイメージで、つま先をピンと立てる。ゆっくりと呼吸をしながら1分間繰り返そう。

○応用編　夜の全身伸ばし

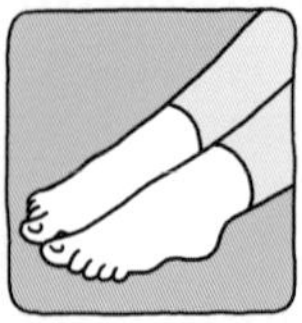

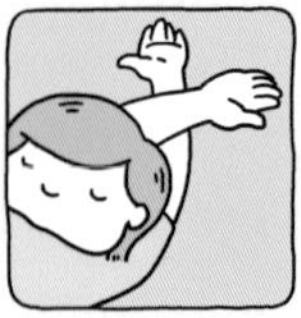

夜は「パー」の手で副交感神経が上がる。両足が離れないように注意して足首も伸ばす。

②ツイスト運動

体幹を鍛えて姿勢改善！ 活動量が増え、代謝もアップ。
太りにくい体作りにも効果的。

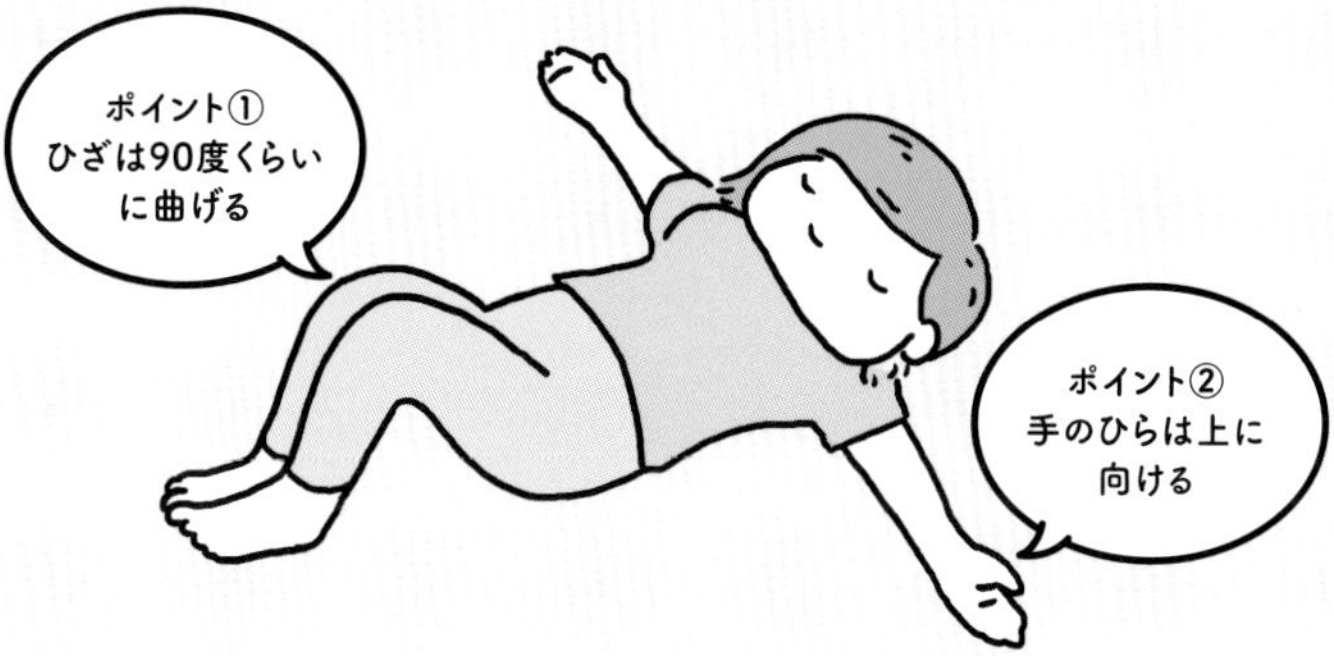
ポイント①
ひざは90度くらいに曲げる
ポイント②
手のひらは上に向ける

1. あおむけになり、両ひざを立てる。両手は手のひらを上にして真横に広げ、おなかの緊張はゆるめてリラックス。

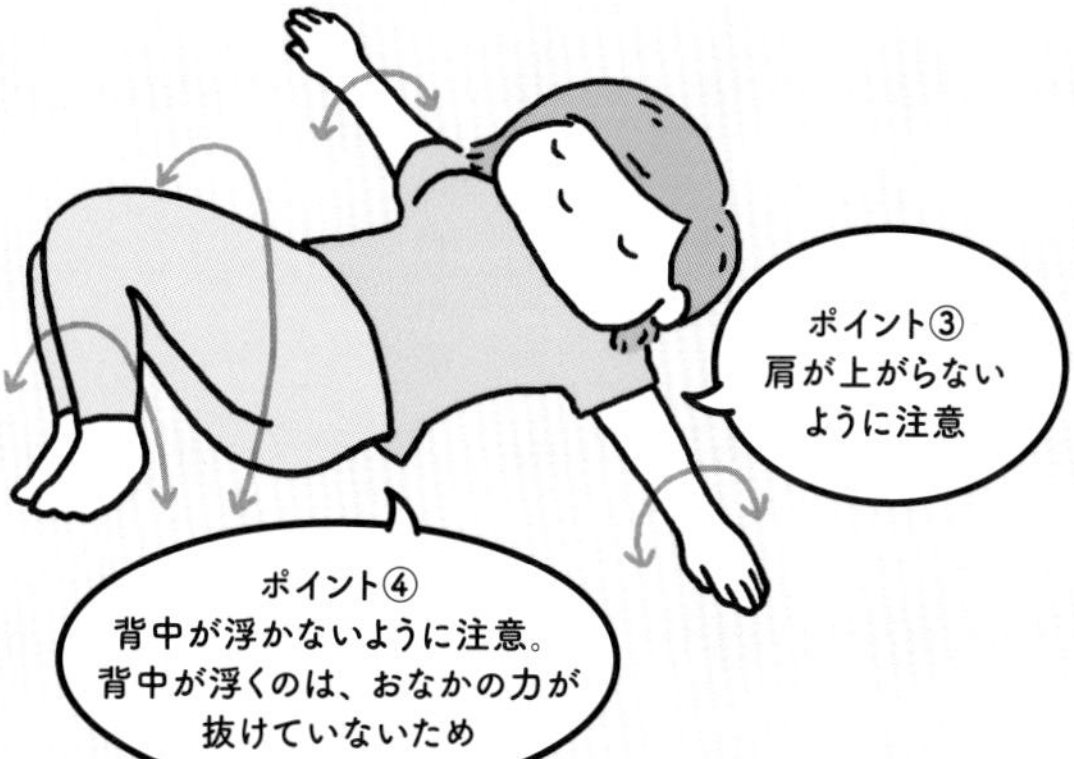
ポイント③
肩が上がらないように注意
ポイント④
背中が浮かないように注意。背中が浮くのは、おなかの力が抜けていないため

2. 息を吐きながら、ひざをゆっくりと右に倒し、同時に手のひらを下に返す。次に、息を吸いながら、ゆっくりとひざを立て、手のひらも上に向けて元の姿勢に。反対側も同様にして左右交互に、ゆっくりと呼吸をしながら1 ～2分間繰り返そう。

過ごし方

ウォーキング
朝の習慣③

朝の移動は、ゆっくり歩きながら

朝から時間にゆとりがないと……

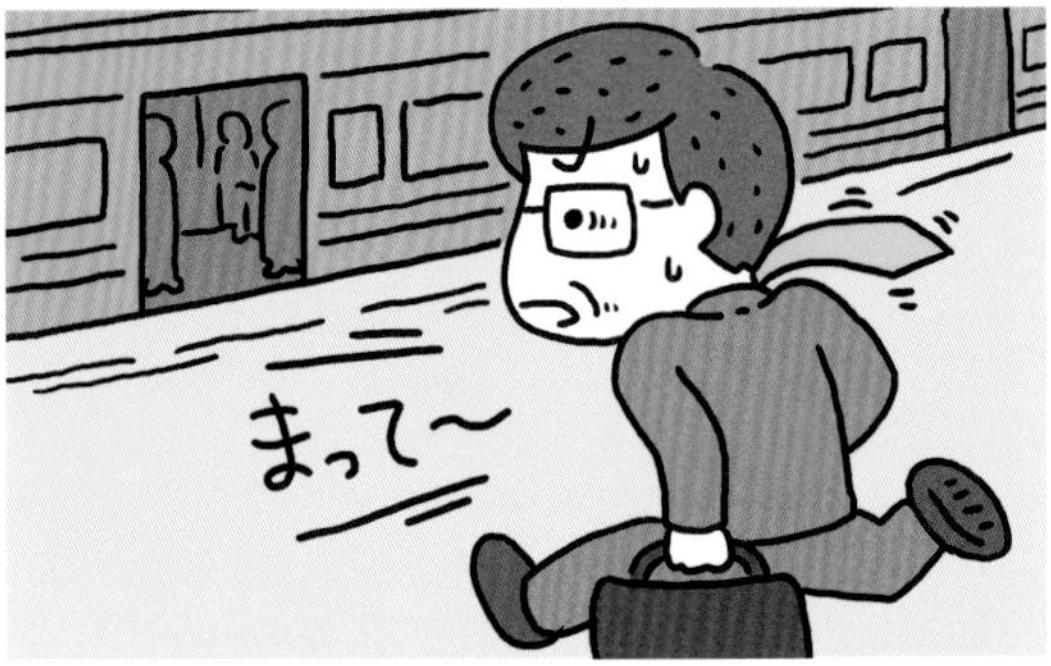

バタバタとした無駄の多い動作になり、結果として忘れ物をしたり、電車に乗り遅れたりするハメに。焦りから交感神経が一気に上昇し、朝からイライラすることで、その日のパフォーマンスを著しく低下させる。

日光浴とリズミカルな運動でセロトニンが増加する

朝、太陽の光を浴びることで神経伝達物質のひとつであるセロトニンが分泌されて交感神経をアップさせますが、これをさらに効果的に取り入れられるのが朝のウォーキングです。毎日の通勤にウォーキングを取り入れるのもよいでしょう。30分早く家を出る、または1本早い電車に乗って、「家から駅まで」「乗り換え時」「駅から会社まで」「ひと駅前で降りて会社まで」など、いくつかあるポイント間をゆっくり

朝、ゆっくり歩ける心の余裕が一日を快適にスタートさせることに!

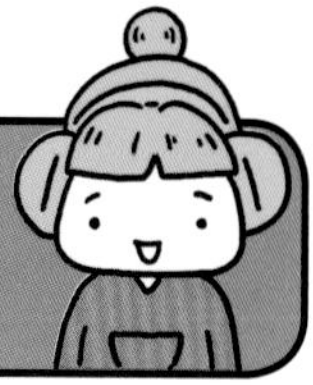

ゆっくり＋リズミカルのポイント

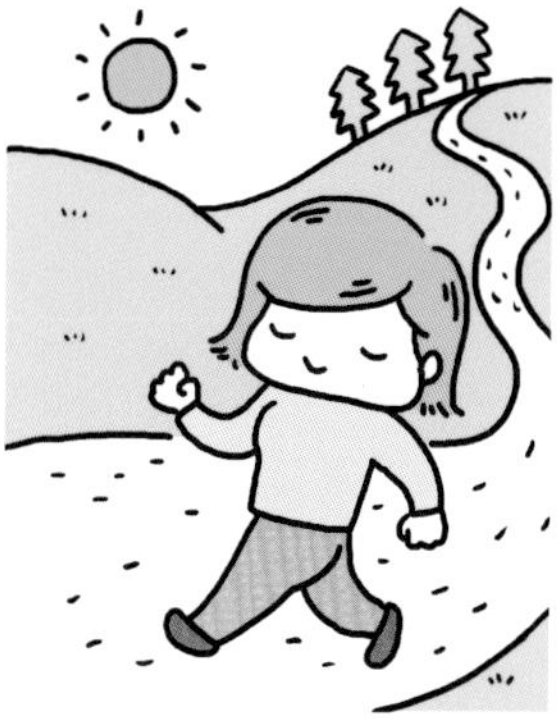

1. 心配事や悩みをシャットダウン

歩いているときは楽しいことを考え、仕事のことなどストレスを生む要因を避ける。

2. 自然の“ゆらぎ”を感じる

空を見上げて、陽の光や風、風景に集中することでセロトニンの分泌が増加する。

と歩きます。

ゆっくり歩くことは呼吸を深くし、自律神経を整えることにつながります（P.66参照）。またウォーキングは一定のテンポで歩くリズム運動なので、筋肉の緊張と弛緩を繰り返すことでセロトニンが生成されやすくなります。ですから通勤時のウォーキングは、日光浴とリズム運動の両面からセロトニンを生成してくれる運動といえます。

セロトニンが分泌されると午後以降にたくさんのメラトニンに変化し、睡眠の質を整えてくれます（P.72参照）。また、通勤時に慌てたり焦ったりすると、自律神経を乱してしまい、心身のコンディションが悪くなるばかり。朝食や支度の時間も含めて、朝の時間にゆとりを持つことが大切です。

朝から慌てないコツ

「玄関メモ」で忘れものを防ぐ

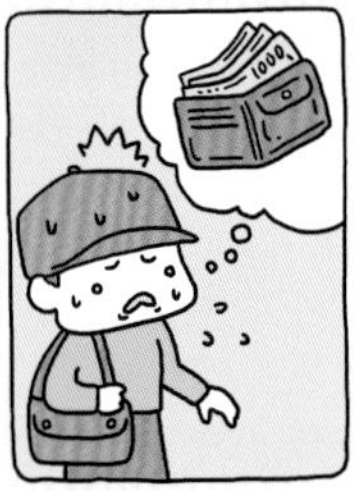

玄関メモがないと……

慌てて家を飛び出した結果、忘れ物をしたり、事故に巻き込まれたりして、朝から焦りや不安が生まれてしまう。

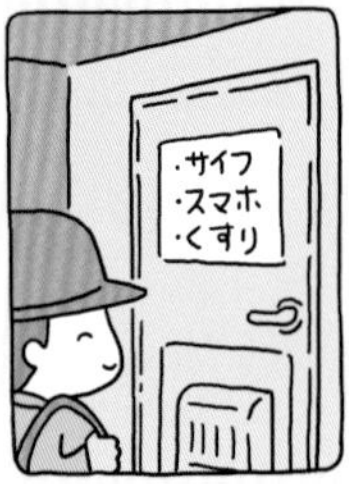

玄関メモがあれば……

ドアを開く前にひと呼吸おくことで心にゆとりが生まれ、リラックスした気持ちで家を出ることができる。

整った自律神経を乱さない外出前のルーティン

玄関は家の中と外の切り替わりポイント。内側から外の世界に出るとき、体は無意識のうちに緊張して、どうしても動作が速くなってしまい、朝ゆっくりと整えた自律神経が乱れます。そこで、ひと呼吸おくためにも玄関にメモを貼りましょう。忘れ物チェックのほか、「深呼吸しよう」「ゆっくり歩こう」などのメモでもOK。ゆったりとした気持ちでドアを開け、外に出てもそのペースが崩れないようにします。

また、忘れ物や電車の遅延などのアクシデントがあっても慌てないように、常に30分ほどの余裕を持って行動するのも、自律神経のバランスに大きな影響を及ぼします。

朝からイライラしないコツ

スマホを見ないようにする

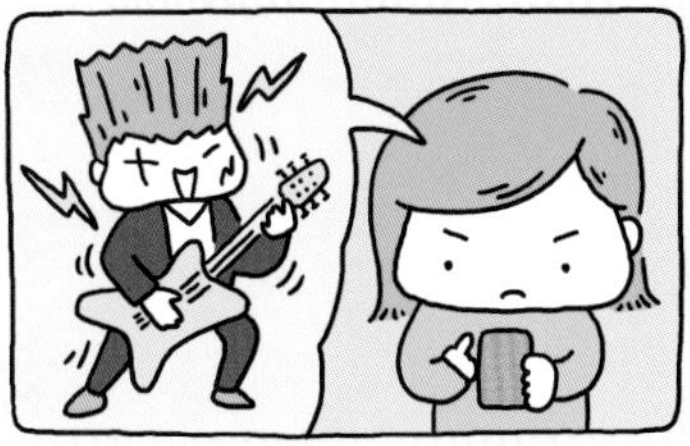

画面を見続けると……

副交感神経に対して交感神経が過剰に働き、一種の興奮状態に陥る。

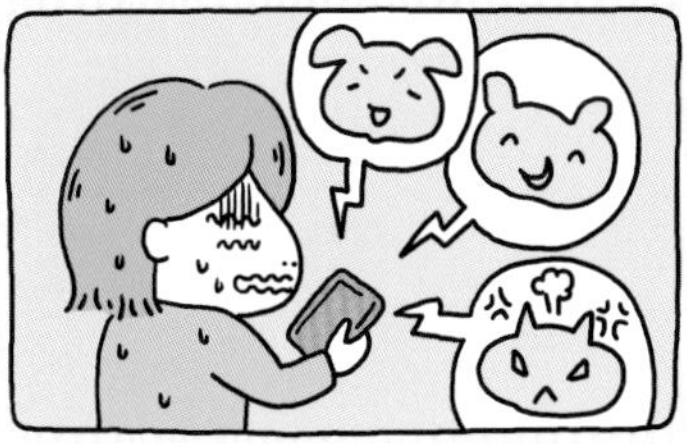

SNSを見ていると……

不安をあおるような情報や、自己顕示欲を満たすためだけの内容に振り回されて、気持ちが疲弊してしまう。

朝のスマホに要注意！ストレス収集を避ける

朝起きてすぐ、また通勤電車の中ではスマホを極力見ないようにしましょう。画面から発せられるブルーライトは、交感神経が高くなりすぎる原因に。またSNSで人の自慢話を見聞きしたり、過多な情報を得たりすることは自律神経の乱れにつながります。書き込むことも思ったような評価が得られなかったり、批判的なコメントを受けたりしてストレスになります。

スマホには多くの利点がありますが、イライラを蓄積する要因にもなります。朝からスマホを見ていると「これから仕事だ！」というころには交感神経が優位に立ち、落ち着きが失われてしまうのです。

過ごし方

時間管理 日中の習慣①

午前中は、「勝負の時間」にする

グッドコンディションを活用し質の高い時間を過ごす

午前中は仕事のゴールデンタイムです。8〜9時間ほどの就業時間中、ずっと同じコンディションを保つことは難しいので、体のコンディションに合わせて仕事内容を振り分け、効率よく時間を使いましょう。

その場合、午前中は自律神経のバランスが整っているので、脳を使う仕事を優先させるのがおすすめです。また、ドーパミンが大量に分泌される時間帯なので、記憶や認知作用を司る

午前中のメールチェック

朝からメールの返信に追われる社会人が圧倒的に多いはず。しかし、集中力や発想力がみなぎる午前中に、そうした作業を行うのは、実はとてももったいないこと。メールは即座に返信・対応が必要なものだけにしぼり、残りは午後に回すほうが望ましい。

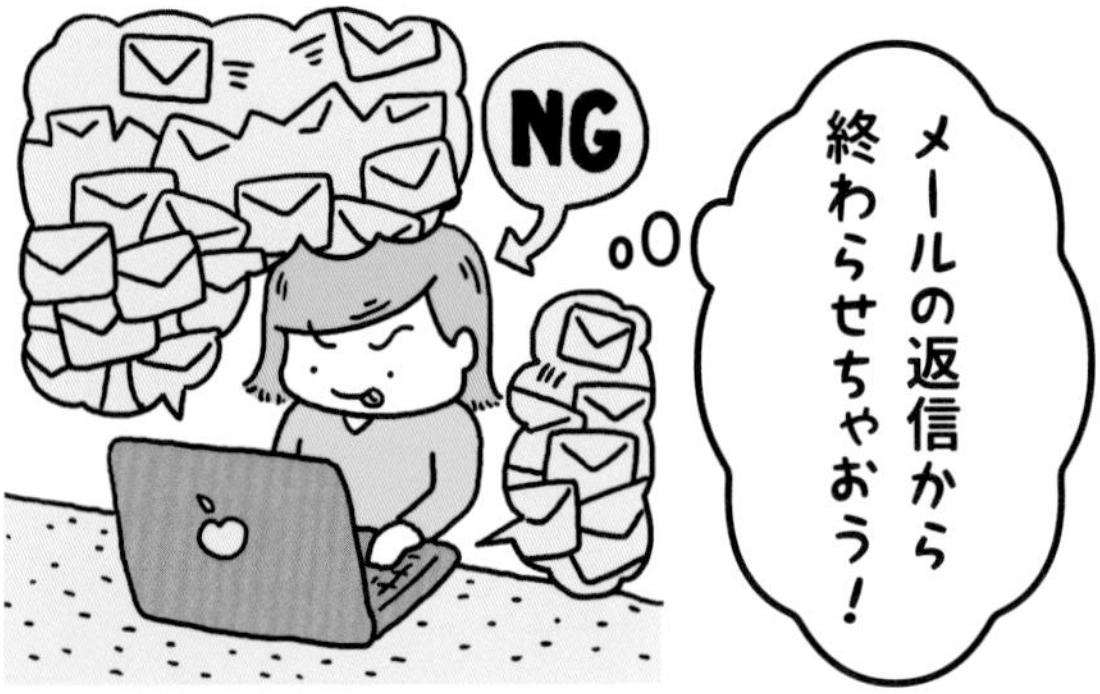

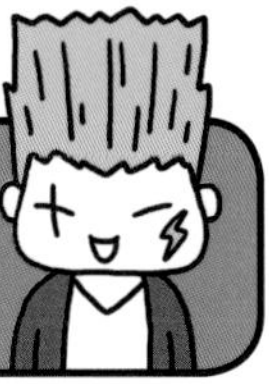

自律神経のバランスがよい時間帯は脳のパフォーマンスが高まる!

効果1 発想力がアップ
脳が最も活性化する朝には、企画書や提案書の作成、アイデア出しなどを行うのがベスト。

効果2 集中力がアップ
朝はアドレナリンの分泌が高まり、やる気モードになりやすい。集中力が高まり、質の高い仕事ができる。

効果3 記憶力がアップ
ドーパミンが大量に分泌される。記憶や認知作用を司る中枢神経が強化され、脳のポテンシャルが上がる。

中枢神経が強化されて脳が活発に動きます。アドレナリンが多く出て集中力が高まるのも午前中です。

そこで午前中は、アイデア出しや創造的な仕事を最優先させましょう。また、重要度の高いミーティングをするのも午前中が最適です。そのためには事前の準備をしたり、これから行うことの重要度や緊急度を整理したりしておくことが大切。つまり、午後は午前中の仕事で明確になったやるべきことを済ませる、メールチェックなど事務的な仕事をする、また翌日の準備をするといった時間にします。

このように時間を使い分け、作業の効率が高まるルーティンを仕事や家事の中に取り入れることで、自律神経の乱れを防げます。

過ごし方

時間管理
日中の習慣②

昼食後の2時間はリラックスに専念する

無理に集中しようとすると……

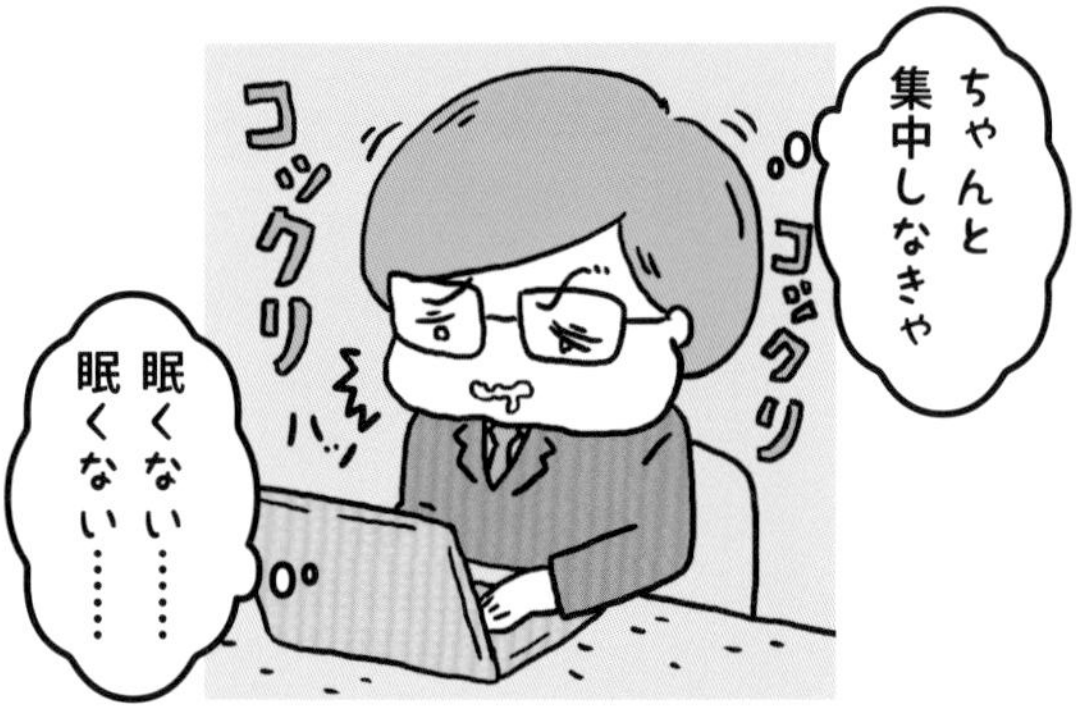
ちゃんと集中しなきゃ
コックリ
コックリ
ハッ
眠くない……眠くない……

「休息」に集中しようとしている体の作用に逆らうのは、無駄な抵抗。それが、かえってストレスとなり、自律神経を乱す要因になって、集中力は低下する一方。この時間帯に、重要な予定を組み込まないように計画を立てておくこと。

体は消化活動に専念し、頭はお休みモードに

ライオンなどの動物は、獲物を食べた後にゴロンと横になります。人間も動物も食事をした後は、その消化のために体の機能を使うのです。そのため、スペインでは昼食の後にシエスタという仮眠時間をとるのが習慣となっています。

食後は副交感神経が優位になります。ですから昼食後の2時間は、ほとんど家事や仕事がはかどらないノンファンクション（非効率）な時間

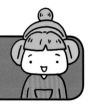

食後は副交感神経の働きに身をゆだねてのんびり過ごす時間にするべき！

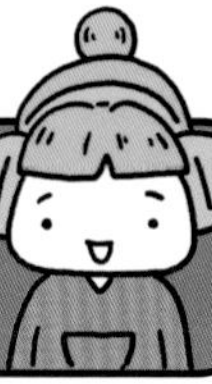

午後の時間を上手に使うポイント

1. 人と話す

人は誰かと会話をしているだけで交感神経が高まり、活動スイッチが入る。重要度の低いミーティングもこの時間に設定。

2. 外出の予定を入れる

「歩く」ことや「いつもと違う人に会う」ことが、交感神経を刺激して眠気を吹き飛ばし、集中力を高める。

3. 機械的な作業をする

メールチェックや資料や名刺の整理、作業スペースの片付けなど、脳に負担がかかりにくい仕事に徹する。

と考えてもよいでしょう。無理に「効率よく作業をしよう」「集中力を高めよう」としても難しいのは体の構造によるもの。それをなんとかしようと思うとストレスがかかり、自律神経のバランスが乱れてしまうのです。

例えば、会社での仕事で昼食後の2時間をうまく使いたいなら、ミーティングや打ち合わせを入れるのがおすすめ。人と話すとそれだけで交感神経が高まり、体に活動のスイッチが入ります。また取引先などと面談する予定を入れて外出するのもおすすめです。外出して動き回ったり、いつもと違う人に会ったりすることによって刺激を受け、交感神経が高まります。ほかにも、メールのチェックや、資料の整理や片付けなどのルーティンワークも効果的です。

過ごし方

時間管理
日中の習慣③

時間をブロック分けにして考える

休憩を忘れてがんばり続けると……

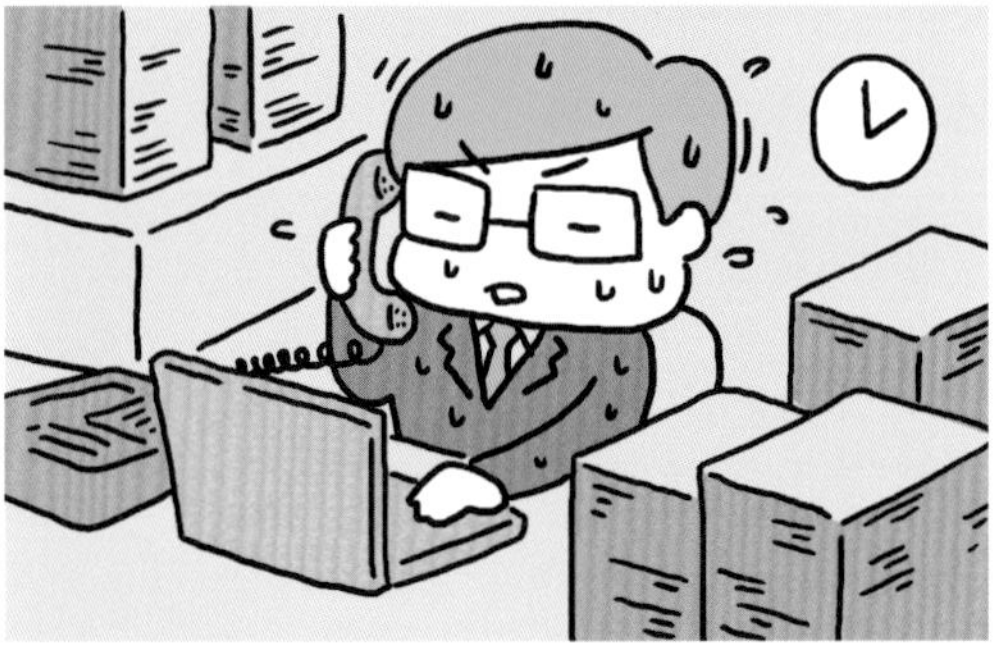

集中力の限界を超えて「この仕事が終わるまでがんばり通そう」としても、途中で息切れを起こし、その後の仕事のパフォーマンスを自ら下げることに。同じ姿勢で座り続けることで、全身の血流が滞り、首、肩のこり、腰痛の原因にもなる。

時間を細かく区切ってコンディションを整える

どんな人でも集中力は長時間持続しません。人間が集中力を持続できる時間は、90分が限界といわれています。集中力がない状態で何かに取り組んでも効率が悪く、ミスが起こりやすくなるだけ。そこで重要になるのが、「休憩」です。これは疲れを癒すだけでなく、自律神経と体のコンディションを整え直すために必要なことなのです。

例えば、効率よく仕事をするためには思いき

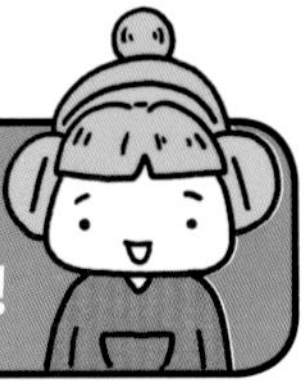

「集中＋休憩」をワンセットに オンオフを切り替えて心身をリフレッシュ！

休憩時間を効率よく過ごすポイント

集中｜休憩｜集中｜休憩｜集中｜休憩

1ブロックは60分
集中45分＋休憩15分で
取り組もう！

1. 体を動かす

階段を上り下りしたり、ストレッチ（P.88参照）をしたりしてリフレッシュ！

2. 飲み物を飲む

水を飲むことは自律神経を整えるうえでとても重要（P.54参照）。

3. 次のブロックの準備

休憩時間に余裕があれば、次の行動をスムーズに始めるための準備をする。

り集中できる45分で区切り、その後15分の休憩時間をとります。15分はゆっくりお茶を飲んだり、少し体を動かしたり、顔を洗ったり、自分がリフレッシュできることにあてます。もし少し時間があまったら次の45分の準備にあててもよいでしょう。こうすると午前中の3～4時間を45分＋15分で3～4つのブロックにすることができます。このブロックにどんな仕事をどのように組み込むかを考えてみましょう。

仕事だけでなく、家事や習い事も同様です。また、雨の日は体のコンディションが悪くなりがち。体のスイッチが入らず、集中力も散漫になります。雨の日や疲れている日は、集中する時間を短くしてこまめに休憩をとる、というようにリズムを変えましょう。

すき間時間にできる 午後のストレッチ

午後のストレッチには、午前中に生じた疲れを解消し、
自律神経を整えるうえで絶大な効果がある。
ずっと同じ姿勢で家事や仕事をし続けている人は、
ぜひ日常の中に取り入れてリフレッシュタイムを作ろう。
時間がなければ、どれかひとつだけでも大丈夫。
重要なのは体の状態をリセットすること。

①体側を伸ばすストレッチ

おなか周りの筋肉の緊張がほぐれ、腸の蠕動《ぜんどう》運動も促進！
血流がよくなり、気分もスッキリ！

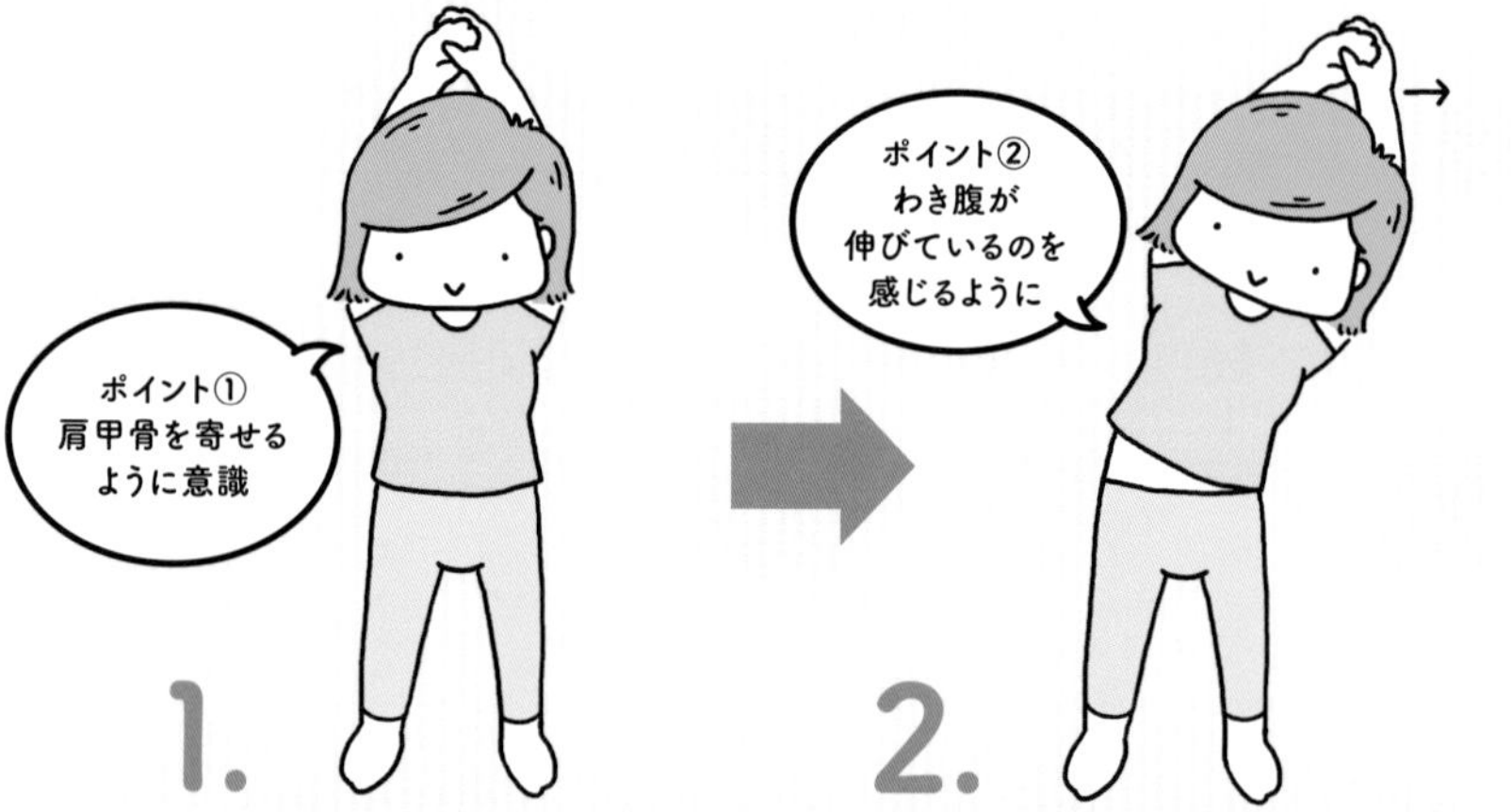
ポイント①
肩甲骨を寄せるように意識
ポイント②
わき腹が伸びているのを感じるように

1.

足を肩幅に開いて立ち、両腕を上げて左手で右手をつかむ。
そのまま息を吸いながら、手を上に伸ばしていく。

2.

息を吐きながら、上半身を左に倒し、そのまま自然な呼吸を数回繰り返す。

次に息を吸いながら、上半身を起こし元の姿勢に。手を組み替え、反対側も同様に行おう。

②上半身を伸ばすストレッチ

おなかから体側、肩、二の腕、肩甲骨まで上半身の
広範囲の筋肉をほぐし、血流を促進して手先の冷えも改善！

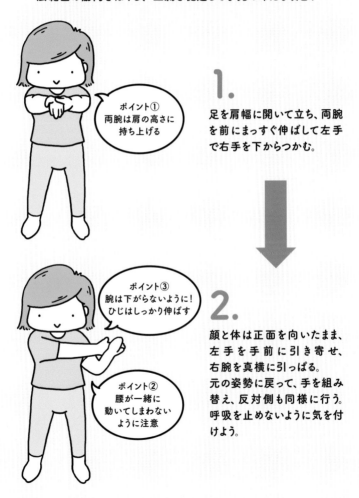

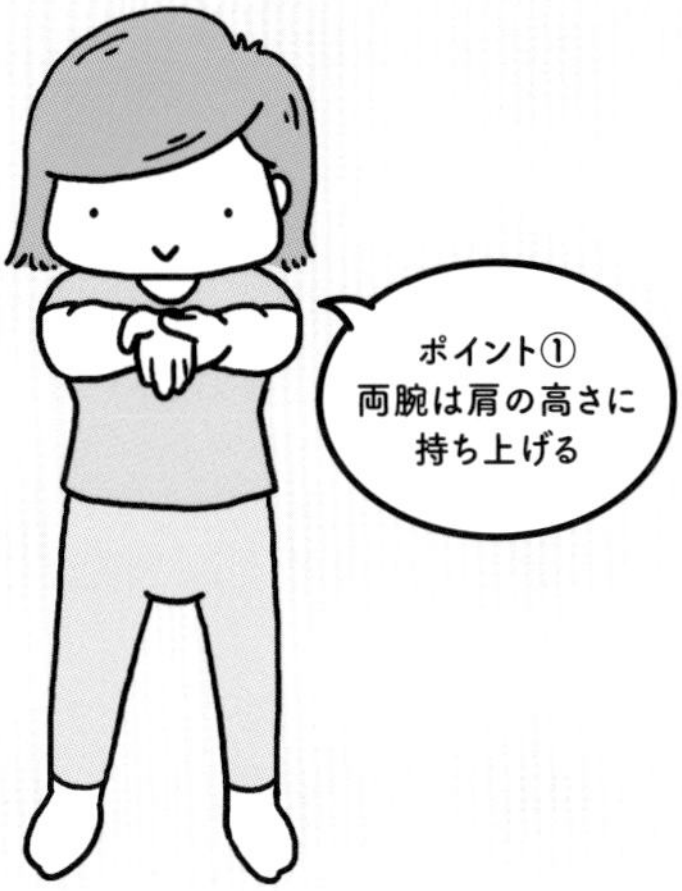
ポイント①
両腕は肩の高さに
持ち上げる

1.

足を肩幅に開いて立ち、両腕を前にまっすぐ伸ばして左手で右手を下からつかむ。

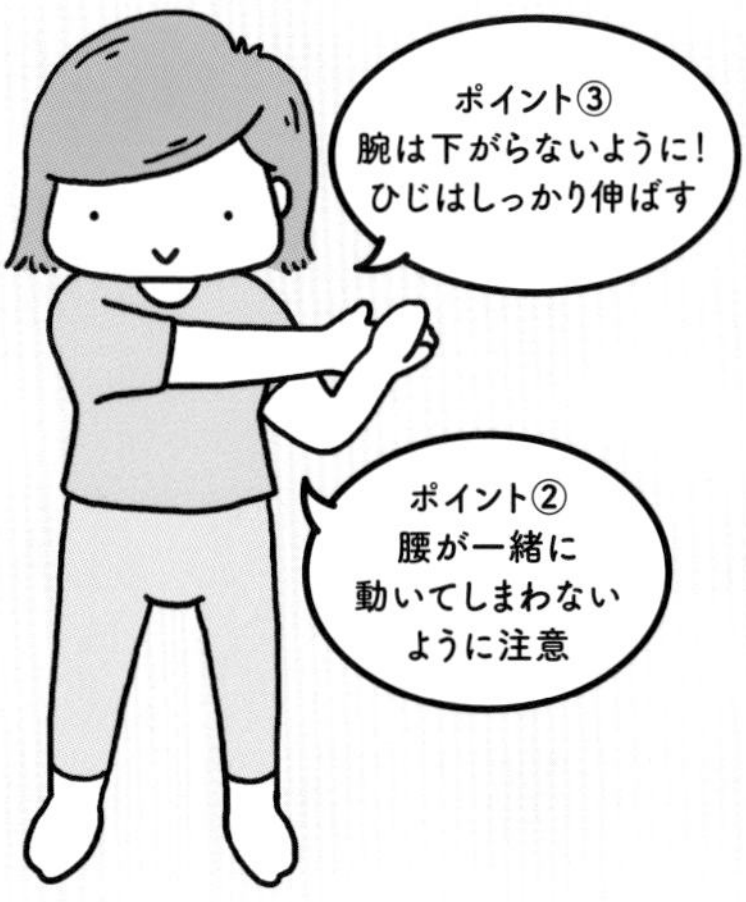
ポイント③
腕は下がらないように！
ひじはしっかり伸ばす
ポイント②
腰が一緒に
動いてしまわない
ように注意

2.

顔と体は正面を向いたまま、左手を手前に引き寄せ、右腕を真横に引っぱる。
元の姿勢に戻って、手を組み替え、反対側も同様に行う。
呼吸を止めないように気を付けよう。

③肩甲骨をゆるめるストレッチ

日ごろのストレスでかたくなった肩甲骨回りをほぐし、肩こりも改善！
背中のたるみの解消にも効果あり。

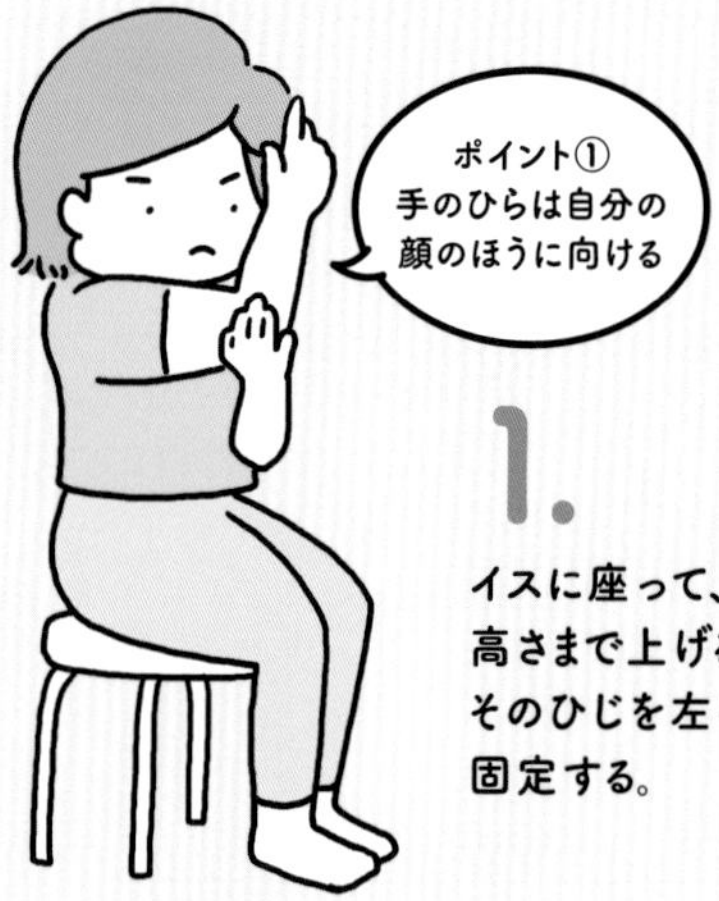
ポイント①
手のひらは自分の
顔のほうに向ける

1.

イスに座って、右ひじを90度に曲げ、肩の高さまで上げる。
そのひじを左手でつかみ、動かないように固定する。

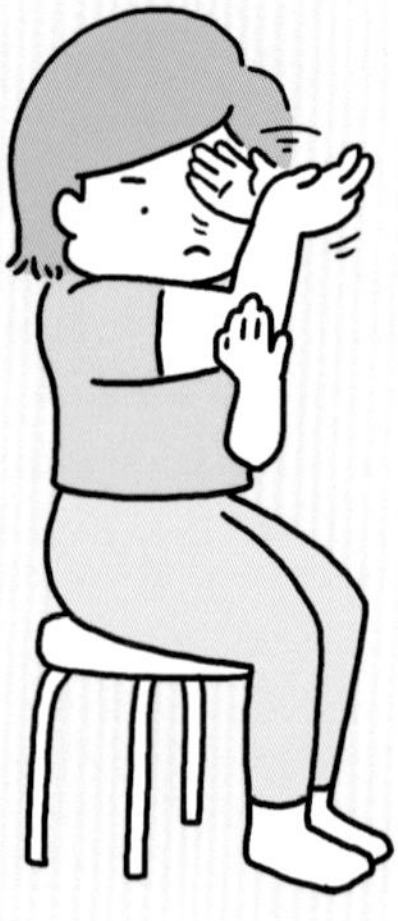

2.

曲げたほうの手首を10回ほどくるくると回す。
手を入れ替えて、反対側も同様に行おう。

○ 手首回しの効果

手首と肩は筋膜でつながっているので、手首を動かすだけで腕や肩の筋肉の血行がよくなり、首や肩のこりが解消する。スマホの使いすぎも、手首を固定して動きが悪くなってしまうので、ときどき手首を動かすことを習慣にしよう。

④股関節をゆるめるストレッチ

下半身の血流がよくなり、リンパの流れも改善。
むくみや冷えにも効果的！

ポイント①
全身の力を抜いて
リラックスした
姿勢で行う

1.

イスに座り、右ひざを曲げて持ち上げ、
足首を左ひざの上に乗せる。

ポイント②
足先で円を描くような
イメージで、
できるだけ大きく回す

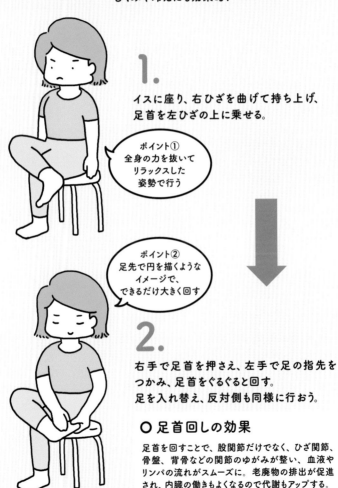

2.

右手で足首を押さえ、左手で足の指先を
つかみ、足首をぐるぐると回す。
足を入れ替え、反対側も同様に行おう。

○足首回しの効果

足首を回すことで、股関節だけでなく、ひざ関節、骨盤、背骨などの関節のゆがみが整い、血液やリンパの流れがスムーズに。老廃物の排出が促進され、内臓の働きもよくなるので代謝もアップする。

過ごし方

食事
夜の習慣①

夕食は就寝の3時間前までに済ませる

副交感神経の働きを消化から睡眠にシフトする

「夕食後すぐに眠ってしまうのはよくない」というのはよくいわれています。食べたものは胃で消化され、小腸で吸収されて栄養になりますが、胃での消化にかかる時間は、固形物だと3時間程度、最長で5時間程度。そのことからも夕食から就寝までは最低でも3時間空ける必要があります。

ただ、これは消化の問題だけではありません。寝る直前に飲食をすると、自律神経を乱し、

遅い時間にたくさん食べると……

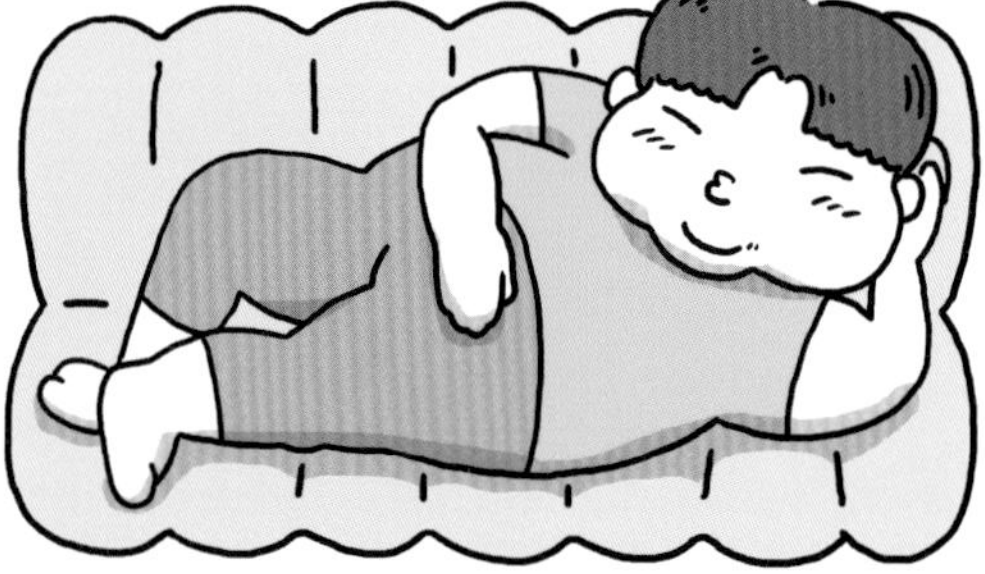

食後は寝るだけの時間に「どか食い」をすると、消費されないエネルギーが体脂肪として蓄積。また、睡眠中は胃腸をコントロールする副交感神経の働きが弱まり、消化吸収が十分に行われず、代謝が悪く太りやすい体になる。

快適な睡眠にシフトするために、副交感神経を消化吸収に専念させる！

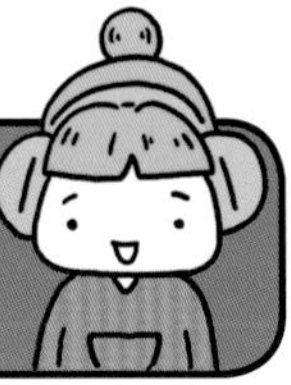

夕食に最適な食事のポイント

1. 糖質の過剰摂取を避ける

急上昇した血糖値を下げるために自律神経が働き、今度は血糖値が急降下する現象が起き、体に大きな負担がかかる。

2. 肉類を避ける

タンパク質が多く含まれる肉類は消化吸収に時間がかかる。消化の負担が少ない温野菜を中心に体にやさしい食べ物を選ぶ。

3. カフェインを避ける

交感神経が刺激され、消化吸収や睡眠を阻害してしまうカフェインは避け、夜はハーブティーや白湯を飲むとよい。

いい睡眠がとれなくなるからです。食事をする際、ものを噛んだり飲み込んだりする動きや、食べ物から得る動きによって交感神経が優位に働き、副交感神経は消化活動のために働かなければならなくなります。睡眠時には副交感神経が優位になって、リラックスしている状態が必要なのに、それが乱れてしまうのです。

どうしても夕食が遅くなってしまう場合は、消化に時間がかかる肉類は避け、消化のよいものにします。また糖質を過剰に摂取すると血糖値が急激に上がり、副交感神経が膵臓《すいぞう》を刺激してインスリンを分泌し、血糖値を下げようとします。副交感神経に負担がかかるため、糖質は控えめにしましょう。

副交感神経が優位になるように、ゆっくり食べることも忘れないでください（P.56参照）。

過ごし方

入浴
夜の習慣②

「ぬるめ」の風呂にゆっくり浸かる

お風呂に正しく浸からないと？

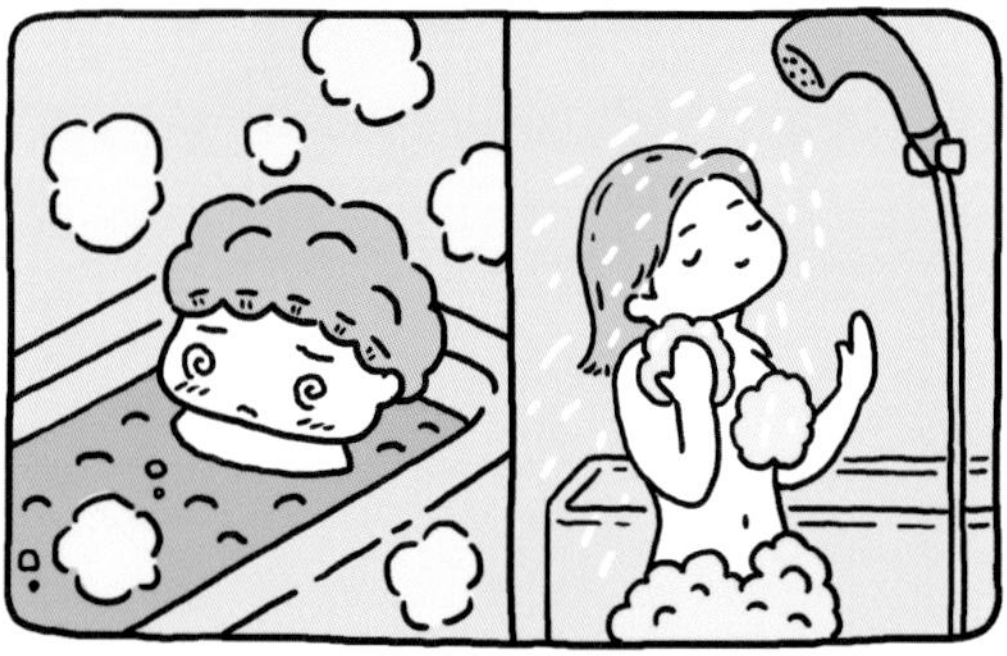

42℃以上の熱めのお湯に浸かると、発汗や高温による刺激で血管が収縮し、上がるころには血流は低下、心拍や血圧も上がり、高血圧や脳卒中のリスクも高めてしまう。またシャワーのみでは、体が温まらないため代謝が低下し、体に老廃物や疲れが溜まりやすく、冷えの原因にもなる。

39〜40℃の湯に全身5分、半身10分がベスト

一日の疲れをリセットして体の状態を整えるためには、シャワーではなくゆっくり湯船に浸かることが不可欠です。副交感神経を優位にし、自律神経を安定させるためには、ぬるめのお湯を心臓に遠いところからかけて体を慣らしてから、ぬるめのお湯に約5分、首まで浸かります。その後は、みぞおちまでの半身浴で10分。長く入りすぎると、交感神経がアップし、リラックスした体が再度興奮してしまうので

体温を上げすぎない入浴法で、スムーズに副交感神経へチェンジ!

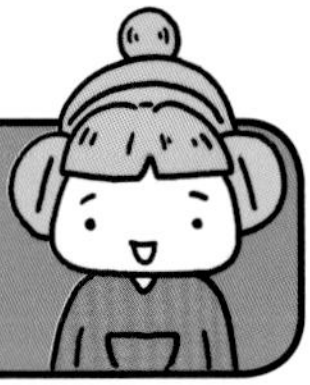

睡眠の質を上げる入浴法のポイント

最初の5分は肩まで浸かる

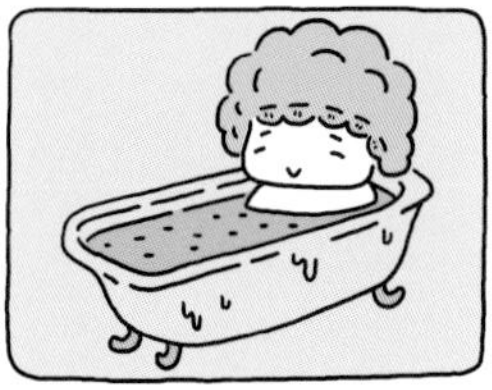

その後はみぞおちまでの半身浴を10分間

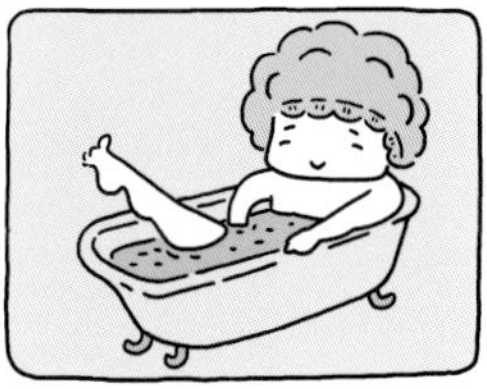

39℃の湯に15分。長く浸かりすぎると、リラックスモードに入った体が再び興奮してしまうので逆効果。睡眠の2時間前に入浴を済ませておくことで、上がった体温が下がるのと同時にスムーズに入眠できる。

注意しましょう。

お湯の温度は39~40℃。熱い湯では体温が急激に上がって体を傷めてしまいます。深部体温と呼ばれる体内温度は、42℃の熱い湯に10分間浸かると急激に上がります。汗のかき方も激しくなって脱水症状を起こすため、血液の流れがドロドロに。対して39℃のぬるめの湯に10分間浸かった場合は、体温がゆっくり上がり、血液はサラサラに流れます。高齢者が自宅の風呂で倒れることが多いのは、熱い湯で脱水症状になり、血液がドロドロになって脳梗塞などを起こすためです。

高齢者ではなくても、その危険性はあるので「ぬるめのお湯に15分」、風呂上がりには1杯の水を飲んで水分補給をし、血液の状態をよくしましょう。

過ごし方

睡眠
夜の習慣③

就寝前の1時間は「寝る準備」をする

テレビやスマホに注意！
興奮する行動を避ける

睡眠の質を高めることは、体のコンディションを整える上で重要な要素のひとつです。自律神経は一日の中で変化します。夜は交感神経が下がり、副交感神経が高まることで体が休息モードになって、徐々に睡眠に入っていくことができます。

ところが副交感神経が優位になる時間帯に交感神経を刺激することばかりしてしまうと、血管が収縮し、体は興奮状態のままになってい

布団の中でスマホを見ていると……

覚醒作用のあるブルーライトの刺激は体内時計を狂わせる原因に。睡眠ホルモンのメラトニンの分泌も止めてしまうため、不眠症などの睡眠障害のリスクが増大する。

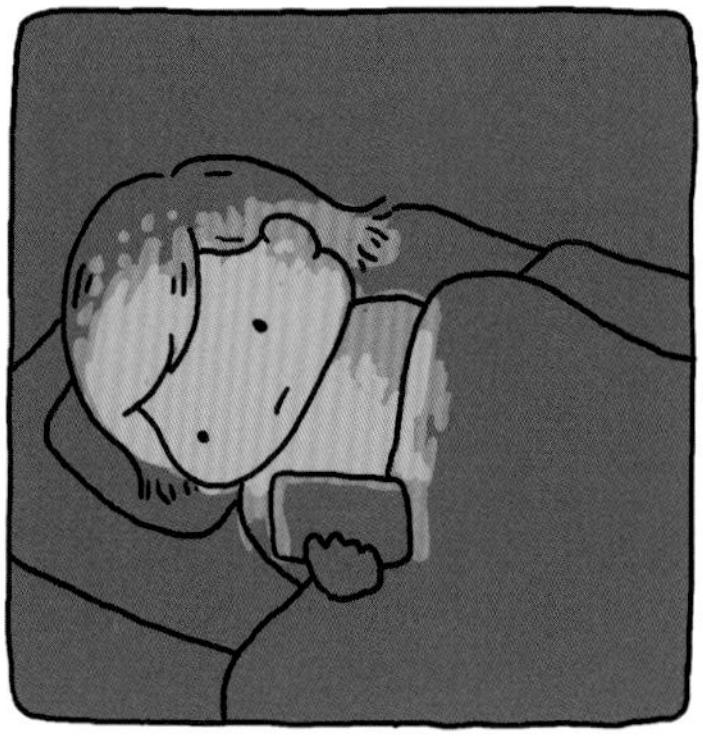

これもNG

寝酒やコーヒーなどカフェインの摂取も禁物！

交感神経への刺激を遮断することで睡眠の質が上がり、翌朝がスッキリ!

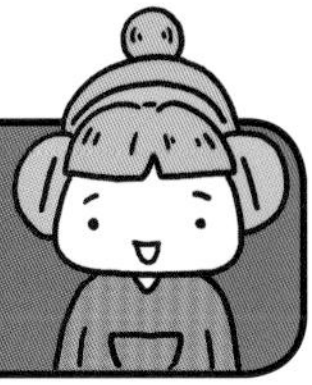

就寝前の過ごし方のポイント

1. 翌日の服を決めておく

寝る前に洋服やカバンの準備をしておくことで、翌朝に慌てる要因を事前に取り除き、安心して眠りにつける。

2. 部屋の片付けをする

気分がスッキリする片付けは自律神経を整えるのに効果的。やりすぎは逆効果なので、「1か所、20分だけ」などと決めておく。

3. 軽いストレッチをする

こり固まった筋肉をやわらげ、心身ともにリラックスできる軽いストレッチを(P.98参照)。激しい運動は体が興奮してしまい逆効果なのでNG!

るので、横になっても頭が冴えてよく眠れない、眠りが浅いという状態になってしまいます。そして、副交感神経の働きが上がるタイミングを失ったまま朝を迎え、寝ても疲れが取れないということに。そんな日常をリセットするためには、寝る前の習慣を変える必要があります。

そのためには、夜は副交感神経の働きを上げ、質のよい睡眠を十分にとれるようにしたいもの。寝る前の1時間の興奮は禁物です。心を大きく動かすような映画やドラマを観たり、長時間ネットサーフィンをしたり、長電話でネガティブな話をしたり……といったことはやめましょう。強い光の照明や激しい運動も避けます。これらすべて、副交感神経を下げて、交感神経を上げてしまいます。少なくとも、寝る前の30分は落ち着いた時間をとるようにしましょう。

睡眠の質を高める 夜のストレッチ

「セル・エクササイズ」といって、全身の細胞（＝セル）に
血液を行き渡らせるストレッチを行おう。
筋肉のこりもほぐれ、その日に溜まった疲労をやわらげる。
副交感神経の働きが活性化するので、
夜に行えば体をリラックスモードに切り替え、快適な入眠に導く。
朝に行えば眠っていた体幹部が目覚める。

手合わせストレッチ

体幹部から指先までの筋肉が連動して全身がよく伸び、
血流が促進される！ 肩や肩甲骨のこりをほぐす効果も。

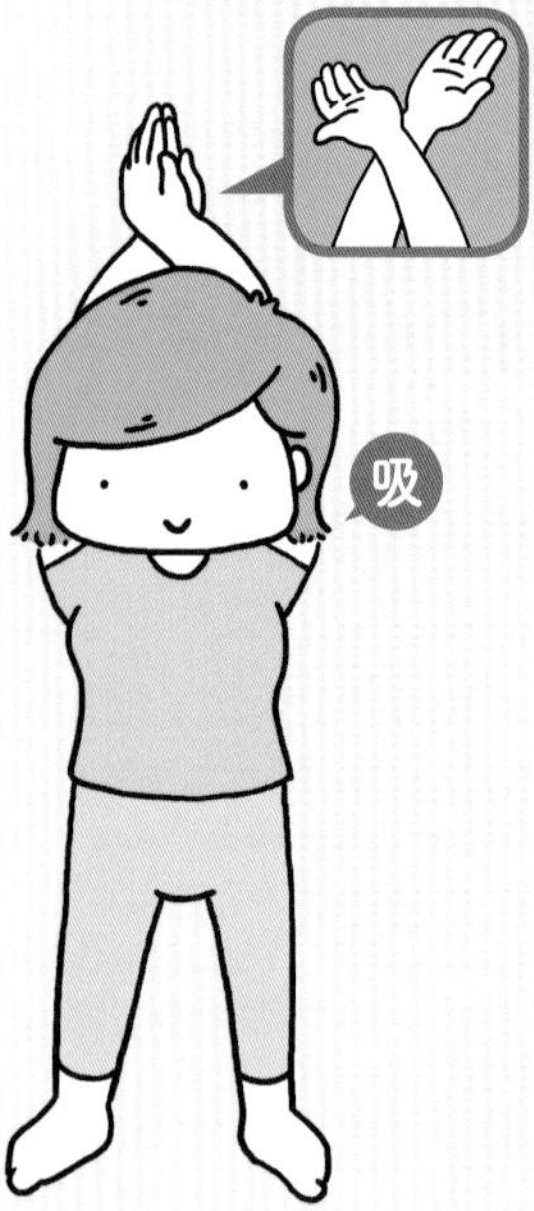

手のひらを合わせるのが
難しい場合は、手首を交
差させるだけでもOK

＼基本の姿勢／

- 足を肩幅に開いて立つ
- 両腕を上げて手首を交差し、手のひらを合わせる
- ひじをグッと伸ばし、肩甲骨を寄せる
- 体が１本の棒となるイメージをする

1. 体を上に伸ばす

息を吸いながら、基本の姿勢よりも手をさらに上へ伸ばす。

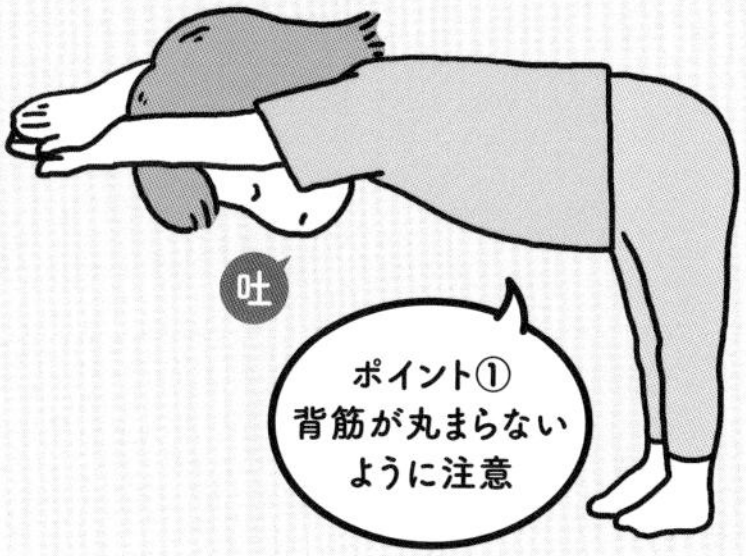
吐
ポイント①
背筋が丸まらない
ように注意

2. 上半身を前に倒す

おなかに力を入れて息を吐きながら、上体をゆっくり前に倒す。腰が90度になったら息を吸いながら、ゆっくり元の姿勢に戻る。

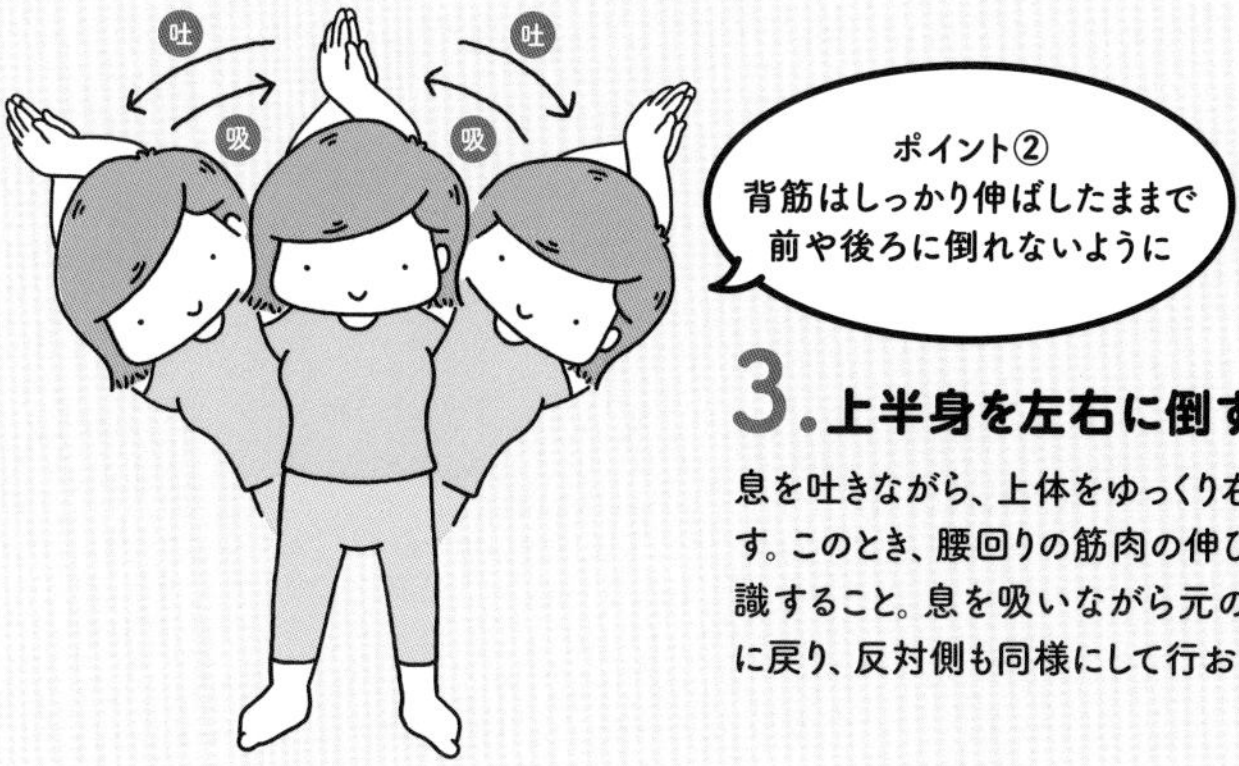
吐
吐
吸
吸
ポイント②
背筋はしっかり伸ばしたままで
前や後ろに倒れないように

3. 上半身を左右に倒す

息を吐きながら、上体をゆっくり右に倒す。このとき、腰回りの筋肉の伸びを意識すること。息を吸いながら元の姿勢に戻り、反対側も同様にして行おう。

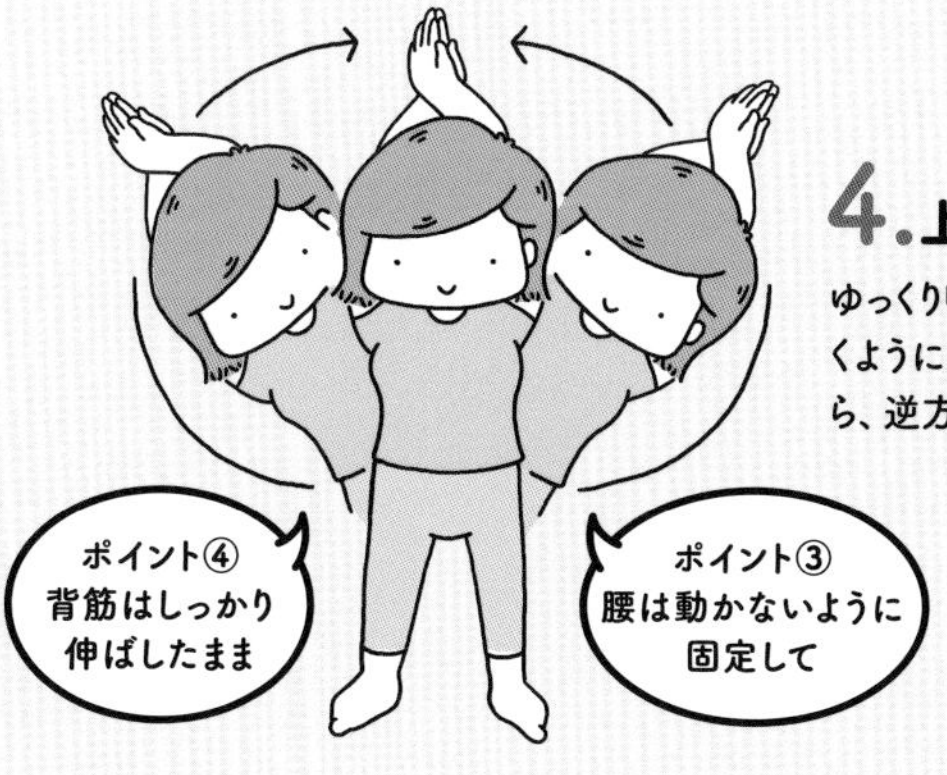
ポイント④
背筋はしっかり
伸ばしたまま
ポイント③
腰は動かないように
固定して

4. 上半身を大きく回す

ゆっくり呼吸をしながら、指先で円を描くように上半身を大きく回す。一周したら、逆方向にも回そう。

過ごし方

心と体のケア
病院に行く①

まずは、近所のかかりつけ医に相談する

改善されない体の不調が2週間続いたら病院へ

胃がキリキリ痛む、頭がズキズキするなどの体調不良が続いても、「食べたものが悪かったのかも」「いつもの片頭痛だろう」などと自分で決めつけるのは禁物です。「悪い病気かもしれない」という不安がストレスになっている場合も多く、自律神経が乱れて、より症状を悪化させていることもあります。

もし2週間にわたって症状が続いているようなら、迷わず受診するようにしましょう。診

病気への不安を放っておくと……

不調の自覚があるのに病院の受診を先延ばしにするのは、自ら自律神経のバランスを乱しているようなもの。体の不調は心身に重大なストレスを与え、さらに不安な気持ちが交感神経を刺激して、体の不調は増すばかり。いいことはひとつもない。

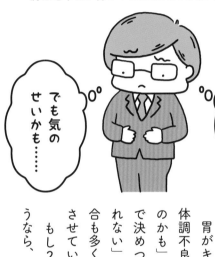

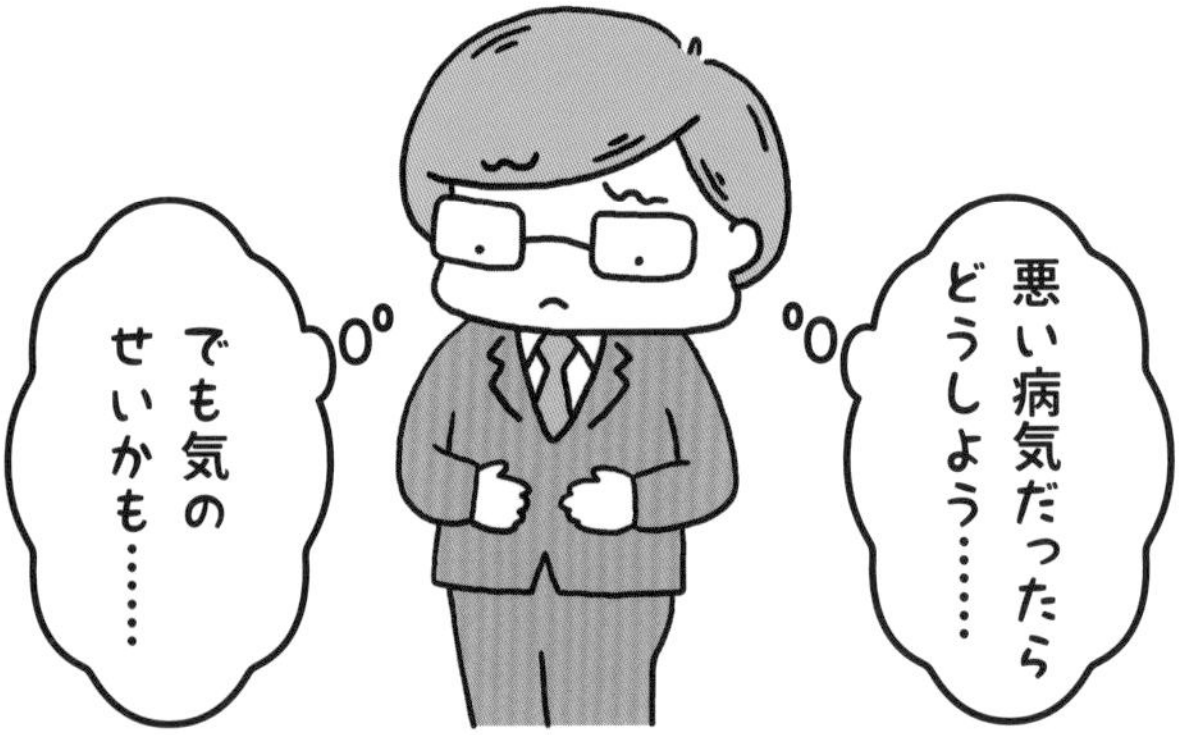
悪い病気だったらどうしよう……
でも気のせいかも……

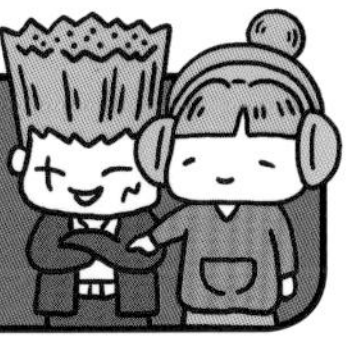

医師との信頼関係を築いておけば、健康状態の変化にいち早く気付ける!

ドクターCheck!

1 症状の重症化を防ぐ

長年の付き合いがあり、体質や性格、過去の病歴などをよく知っている医師は、いち早く体の異変に気付くことができる。

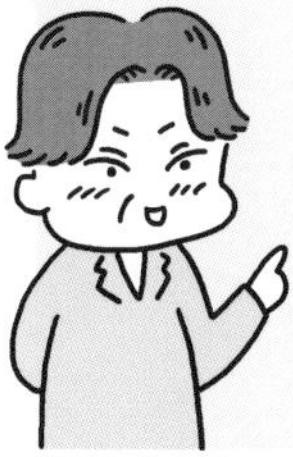

2 専門医療機関と連携している

病状によって適切な医療機関を紹介し、医師の間で必要な情報を伝達。無駄なコストと時間を省くことが可能となる。

断が出て何も問題がなければ、不安が解消されて自律神経も整い、症状が改善することもあります。

体調に不安を感じたら、まずは近所のクリニックに行きましょう。いきなり大病院を受診するのは、あまりおすすめしません。大病院は専門分野に特化した先進的医療が行えますが、適切な診療科に行き当たらない可能性もあります。一方で、街のクリニックの医師は、広く全般的な知識を持ってさまざまな治療を行います。そのうえでもっと専門的な検査や治療が必要だと判断したときは、適切な医療機関を紹介してくれ、結果的に最善の治療が受けられます。自分の体質をよく理解してくれるかかりつけ医を持ち、信頼関係を築いておくことが大切です。

過ごし方

心と体のケア

病院に行く②

原因不明の不調の正体を心療内科でつきとめる

カウンセリングで原因を探っていく

「めまいがある」「疲れやすく、よく眠れない」などの体調不良があって病院に行き、検査をしても異常は見つからない、というときは心療内科を受診しましょう。心と体の両面から病気をとらえ、心理的、社会的ストレスが原因で起こるすべての病気について治療を行います。なかでも一般の検査では異常が見つからない、自律神経の乱れからくる病気の「自律神経失調症」に対処しています。

ひとりで抱え込んでしまうと……

ストレスが重くなるほど、人に会って相談をしようという気力すら失われてしまう。人に理解してもらうのはもちろん、話を聞いてもらうだけでも、心が安定し、不調が改善するケースもある。不安や悩みがあるときに、相談ができる場所や人を準備しておこう。

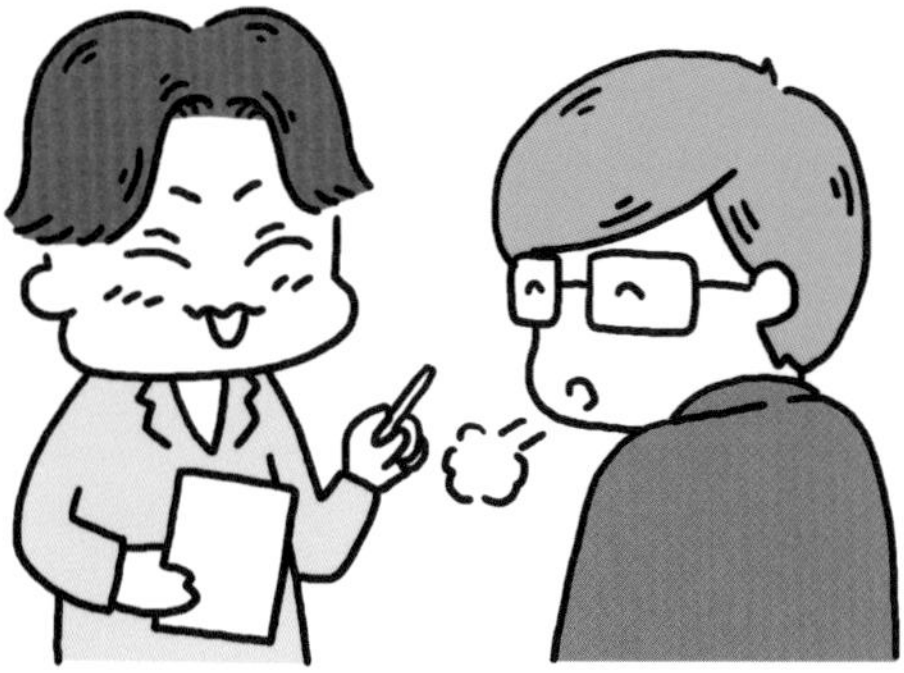

自律神経のバランスを確認して、心の不調に気付かせてくれる。

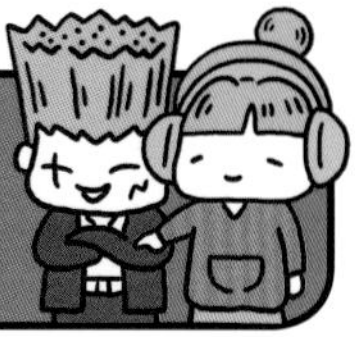

ドクターCheck!

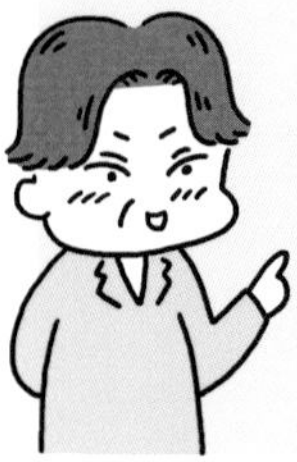

1 カウンセリングや心理療法

心理的・社会的なストレスの要因を、生活習慣や考え方、環境などから探り、一緒に見直していく。

2 自律神経機能検査

交感神経と副交感神経のアンバランスさを確認するために、特別な検査を行う（P.105参照）。

3 薬の処方

不安や緊張、不眠などの症状を緩和し、心を安定させるために、薬を処方する（P.104参照）。

心療内科では、医師と看護師、臨床心理士が協力して、自律神経の機能検査やカウンセリング、心理療法などを行い、並行して薬を処方します。特に臨床心理士はストレス軽減やリラックスのためのカウンセリングを行い、自律神経失調症の心理的要因と症状との関連を探っていきます。じっくり話を聞いてもらい、理解してもらうことだけで、ストレスが軽減されて心が安定し、症状が軽くなることもあるようです。

「自律神経失調症」の症状としては、めまい、頭痛、動悸、微熱、倦怠感などのさまざまな不定愁訴が挙げられますが、その症状の陰に別の重大な病気が潜んでいる場合もあります。決して自己判断はせず、不調を感じた場合は専門医の診察を受けるようにしましょう。

どんな薬が処方されるの？

抗不安剤	心身の緊張や不安感をやわらげ、自律神経を安定させる。いわゆる「精神安定剤」。
抗うつ剤	意欲の低下や感動の喪失、気分の落ち込みなどの抑うつ症状を緩和する。セロトニンやアドレナリンなど精神の安定に関わる脳の神経伝達物質の働きに作用する。
睡眠薬／睡眠導入剤	寝つきが悪い、または眠りが浅く何度も目が覚めてしまうなどの睡眠障害を改善する。症状によって、短時間作用型や長時間作用型などが処方される。
自律神経調整剤	脳の視床下部に作用し、自律神経系のバランスを調整する。興奮、不安、緊張などを軽減し、自律神経失調症の諸症状を改善する。
β-遮断剤	交感神経の過剰な働きを抑え、動悸や脈拍を鎮めたり、緊張や興奮を緩和したりする。

薬と上手に付き合いながら生活習慣を改善する

自律神経失調症の治療では、つらい身体症状や精神症状を緩和させるために、薬の処方を行うことがあります。大切なのは、必ず医師の指示通りに服用すること。症状が重いからと規定量以上に服用する、逆に調子がよくなったからと自己判断で服用をやめる、ということは禁物です。副作用や禁断症状などを起こし、体の症状を余計に悪化させてしまう可能性があるからです。

また、薬による症状の緩和は対症療法であり、根本的な解決のためには、やはり生活習慣の改善やストレス要因への対処が必要です。いずれにしても、医師との相談が大切です。

どんな検査を行うの?

自覚が難しい交感神経と副交感神経の
バランスの乱れを検査によって確認します

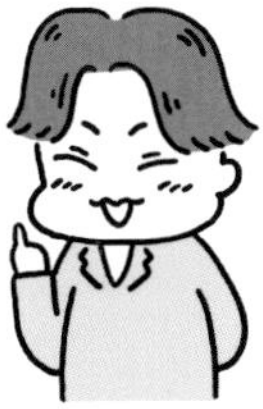

○ 自律神経機能検査

両手首と上腕に血圧計を取り付け、座った状態と立ち上がった状態での心電図と血圧を連続測定。検査中、交感神経と副交感神経のバランスや反応がリアルタイムにモニターに表示される。

○ シェロング起立試験

横になって安静にしているときと、立ち上がったときの収縮期血圧と拡張期血圧をそれぞれ測定し、その変動差から自律神経の機能を測定する検査。結果によって、立ちくらみやめまいなどの症状の出やすさや、手足の末端から心臓に血液が戻りにくい状態であることなどがわかる。

○ 心拍変動検査

ゆっくりと深呼吸を繰り返している状態で心電図をとり、心拍数も数える。副交感神経が正常に働いているときは、息を吸ったときに脈が速くなり、吐いたときに遅くなるが、ストレスなどで交感神経が過剰になっていると、この脈拍の変化が通常よりも小さくなる。

○ さまざまな診断テスト

問診をはじめ、心理テストや性格テスト、ストレス耐性チェックなどを行い、症状の背景にある心理状態を把握することで、自律神経の失調状態を診断する。

スマホで自律神経を測定

本書の監修者・小林弘幸先生の全面監修で開発されたアプリ「CARTE」では、スマホのカメラに指を置くだけで、心拍波形にもとづく解析で、自律神経の状態を簡単にチェックすることが可能。

※iPhone／iPad専用アプリケーション

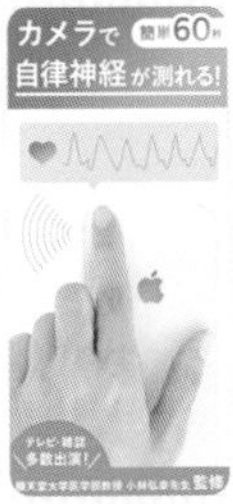

幸せを呼ぶ
自律神経のハナシ③

戦国武将も知っていた？
心を落ち着かせる「お茶」の作法

織田信長が茶道や能を好んだのは有名な話。いつ自分や家族の身に危険が及ぶかわからない戦国時代の中で、心身の状態を整え、落ち着ける手段がお茶や能、写経だったのではないでしょうか。茶道の「茶碗を３度回す」という手技は、回している間に自然にゆったりとした呼吸をすることで自律神経が安定し、血液が細胞の隅々にまで行き渡り、味覚が敏感になります。また自律神経が整った人から茶碗を受け取ることで、次に飲む人にもそれが伝染。その場全体がいい気で満たされます。

このようにお茶をはじめとした日本の伝統文化は、ゆっくりとした動きが自律神経のバランスを整え、心身のパフォーマンスを高める先人の知恵の結晶なのです。

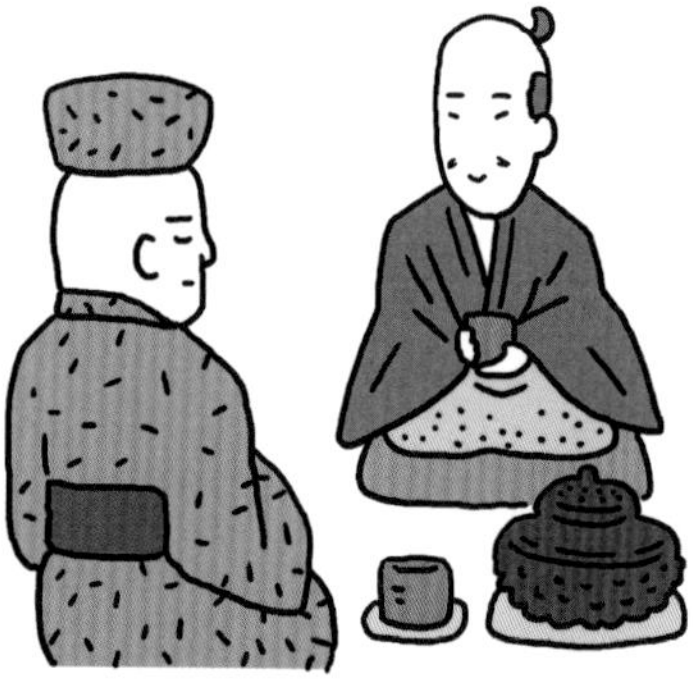

茶道や能、狂言など日本の伝統文化の基本は「ゆっくり」。忙しい現代社会で、私たちが忘れている大切なことのひとつです。

3章

メンタルを整える
～考え方のコツ～

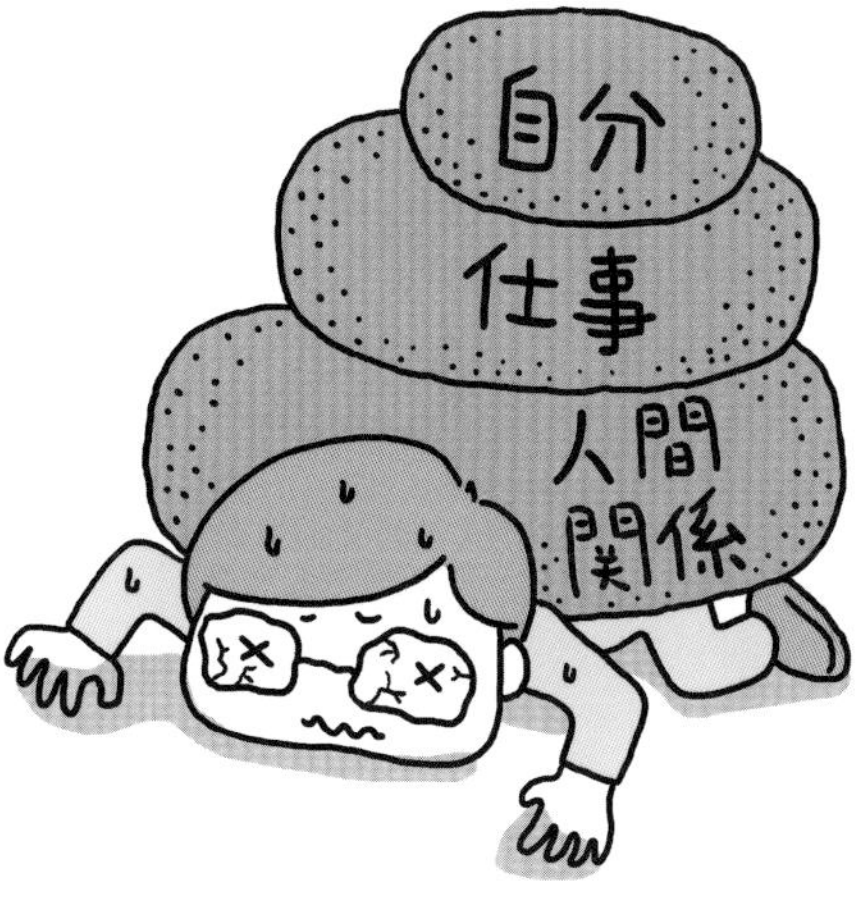

自律神経のバランスを乱す要因のストレスは、
日常のさまざまなシーンに潜んでいる。
職場、知人とのコミュニケーション、
そして自分自身の中にも……。
この章では、さまざまな悩み別に、
考え方のヒントを紹介する。

考え方の基本は「あきらめる」こと

「あきらめる」健康法

「あきらめる」は「明らめる」。
現状にとらわれて悲観するのではなく、
現状を受け入れて問題を明らかにするということ。

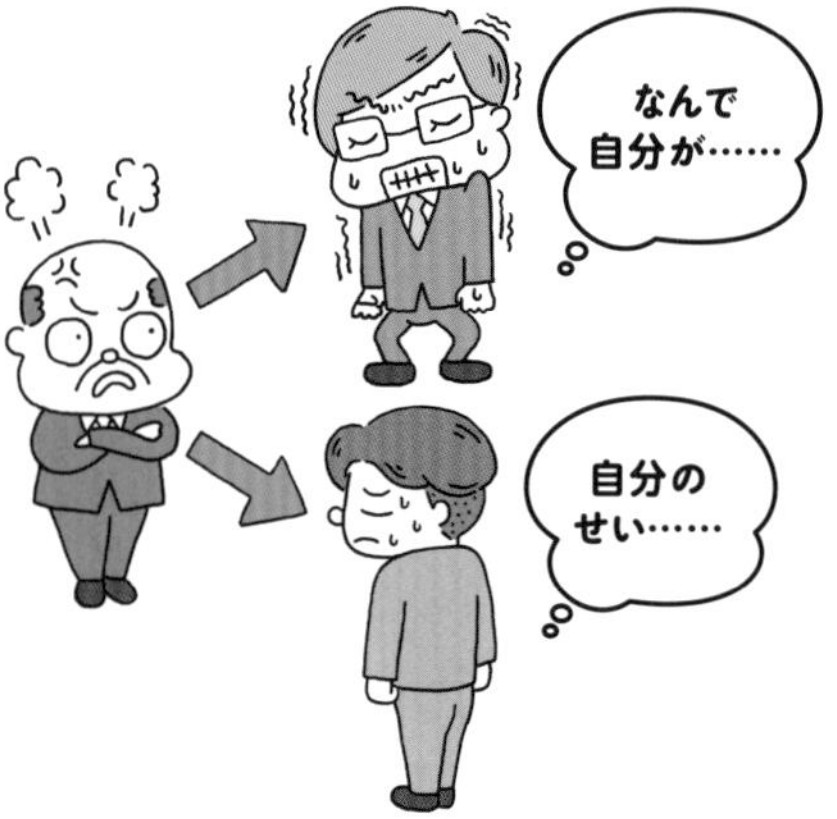

こだわる

ネガティブな感情が視野を狭め、冷静さを失わせてしまう。

受け入れる

相手のペースに影響されず、冷静に現状を認識できる。

「執着」が負の感情を生み交感神経を過剰に高めてしまう

日常生活や人間関係の中では、考えてもどうにもならないことや、自分では変えられないどうしようもないことに遭遇することがあるでしょう。そうしたとき、「なんで自分がこんな目に遭うのか」「どうして他人はこうしてくれないのか」とネガティブな考えにとらわれることは、交感神経の働きを高め、自ら自律神経のバランスを乱しているようなものです。

そこで大切なのは、思い切って「あきらめ

執着を捨てることで、次に進むための新しいエネルギーがわき上がる

改善のポイント

目的意識を持つと、迷いや不安がなくなる

自分の行動が「誰かに強制されている」という考えに固執しているうちは、不満がストレスとなって交感神経が刺激される。なぜ、自分がそうするのかを明確にすると、ひとつの答えを導き出すことでき、ストレスが軽減する。

る」ということ。あきらめることは、現状から「逃げる」ということではありません。「あきらめ」とは「明《あき》らめ」、つまり一度現状を受け入れることで、問題点や改善点、次への目標を明らかにするということ。次への一歩を踏み出すために必要なプロセスというわけです。

怒りや嫉妬、後悔や不安、恐れなどは、人があきらめられずにいる執着心から生じる感情です。自分が何にこだわっているのかを明確にすると、気持ちの整理がつき、心が安定し始めるのです。

「病は気から」ということわざがありますが、まさに負の感情を生み出さない考え方を身に付けることが、自律神経のバランスを整え、心と体を健康な状態にするのです。

○ストレスの要因①

他人の仕事まで引き受けてしまう

ストレスの要因は自分の「安請け合い」

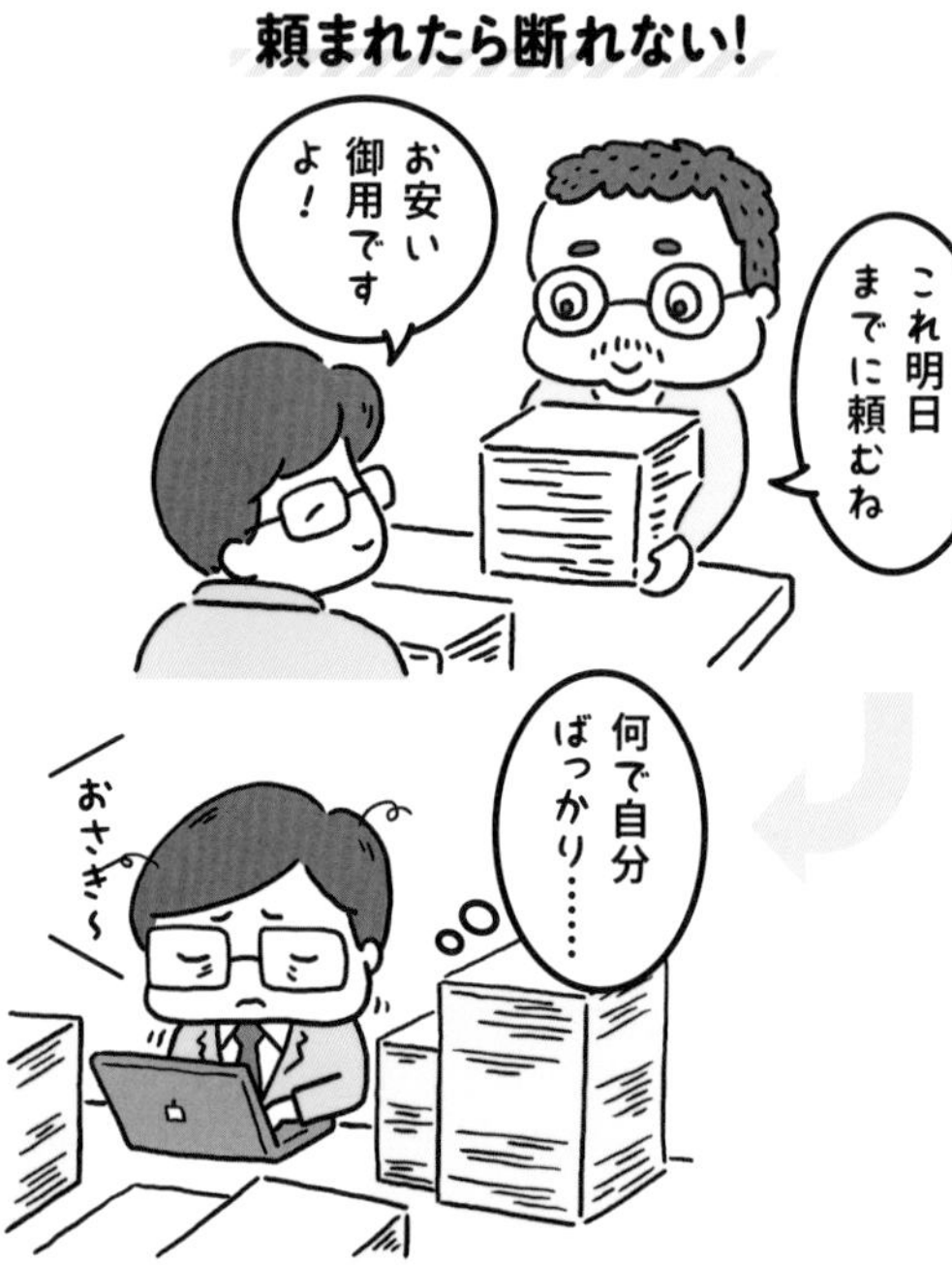
頼まれたら断れない！
これ明日までに頼むね
お安い御用ですよ！
何で自分ばっかり……
おさき〜

「いつも同じパターンでストレスが生まれている」ということがあります。例えば、仕事を押しつける上司や同僚がいて、彼らと仕事をするだけでストレスが溜まってしまうなど。それが避けられればストレスが溜まるのを防げますが、避けることができないから依然ストレスを抱えたままなのです。不平や不満を口には出さずに仕事を「安請け合い」していませんか。それを繰り返しているためにストレスが溜ま

「ストレスを生み出しているのは自分」そう思えた瞬間から自律神経は整い出す。

ドクターCheck!

1 仕事を引き受けたのは誰？

仕事を引き受けたのは自分。「今日は手一杯なので明日ならできます」という対処ができないか、と考える。

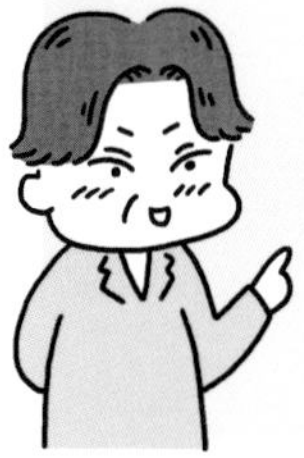

2 本当に自分がやるしかなかったのか？

自分でなくてもできる、またはみんなで手分けすればできる仕事だったのでは？と考えてみる。

るということはないでしょうか。このように結局は、自分の言動がストレスを生んでいるといえます。本当のストレスの要因は、仕事を「頼まれたこと」ではなく、「断れなかったこと」にあるのです。

「ウマの合わない上司がいる」「面倒な取引先がある」といったように、相手にストレスの原因があるように感じる状況は、自分がその職場を選んだり、転職せずにいたりしていることですから、実はすべて自分が選択していること。つまり「ストレス要因は自分が生み出している」ともいえるのです。

他人を責めている間は自律神経が乱れてストレスが溜まりますが、「自分に責任がある」と自覚することで、自律神経は少しずつ整い始めます。

考え方

「一個の法則」を実践
仕事②

○ストレスの要因②

やるべき仕事が多すぎる

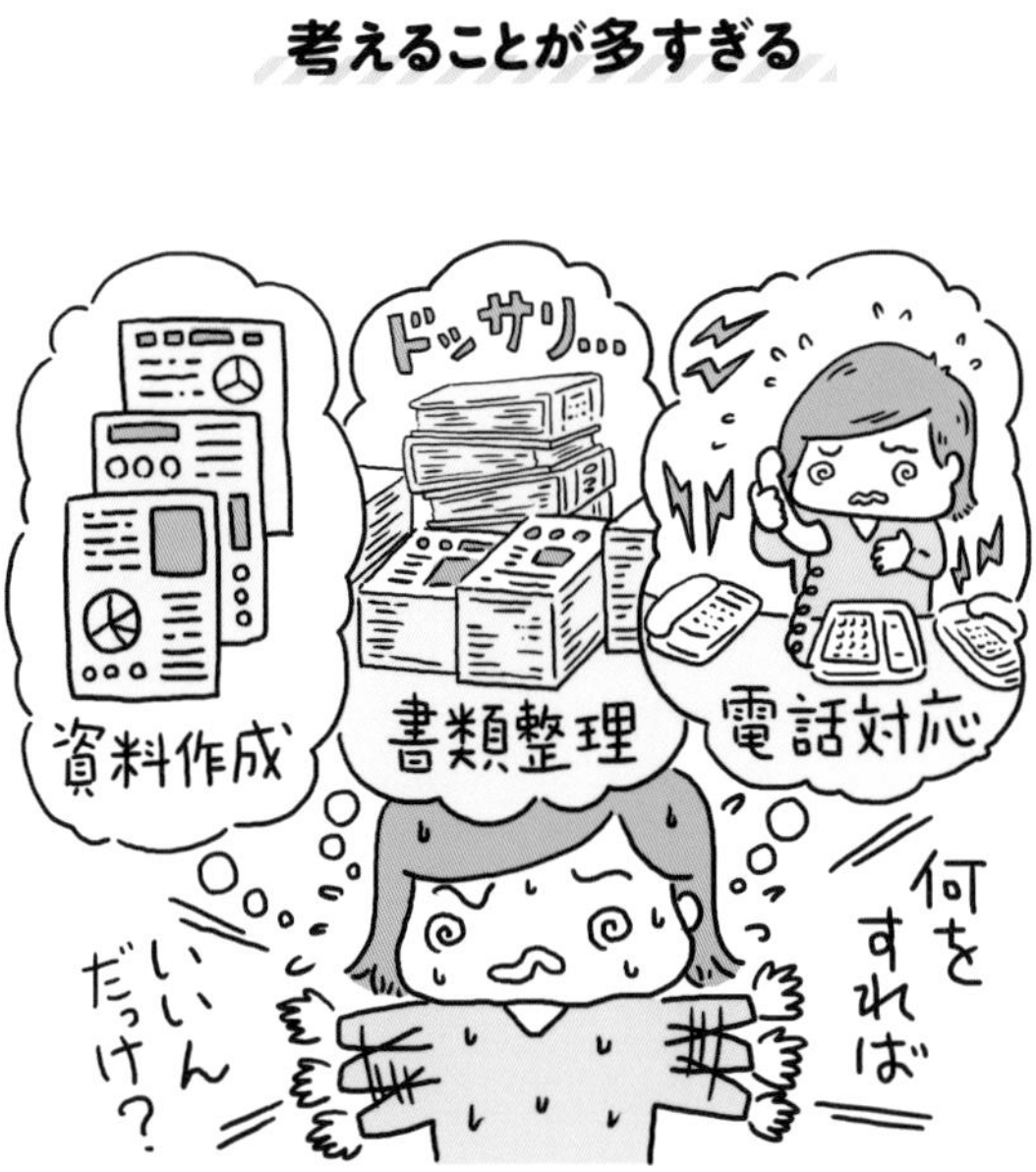
考えることが多すぎる
資料作成
ドッサリ…
書類整理
電話対応
何をすればいいんだっけ？

取捨選択は必要なし「一個の法則」を習慣にする

やるべき仕事がたくさんあるとき、「さて次はどうしよう」「何をやればいいんだっけ」と考えること自体にストレスを感じ、実行する前に体のコンディションが悪くなってしまいがちです。そこでおすすめなのが、「次にやることを一個だけ決めておく」という「一個の法則」です。

例えば出社後や休憩後にやるべきことをいくつもリストに書き出しておくのではなく、

考えることを「次の一個」だけにすると
ストレスなくスムーズに行動できる。

改善のポイント

帰宅後の「一個の法則」で休息モードにスムーズに切り替える

例えば、「カバンから弁当箱を出す」などの簡単なことでOK。自律神経は家に帰った瞬間の温度変化など、ささいな環境の変化で乱れる。体を動かし続けることで順応させ、自律神経の乱れを防ぐ。

「○○さんにメールする」のように一個だけを決めます。するといくつもある中から取捨選択する必要がないので、その行動をスムーズに、的確に行うことができるのです。

これが習慣化すると「やることが決まっていない」という状況がいやになってきます。あたり前に「次は何をするか」という大事な一個を考えるようになり、仕事を始めるときには何も考えることなく、物事をオートマチックに行うことができるようになります。

この「一個の法則」は仕事のときだけでなく、家事にも役立ちます。例えば、家に帰ってまずはじめに何をするか一個決めておくと、あれこれ考えることもなく、自律神経の乱れを防ぐことができて、スムーズに休息モードに入ることができます。

考え方

目的意識を持つ
仕事③

○ストレスの要因③

自分のやりたい仕事じゃない

やりがいを感じられない

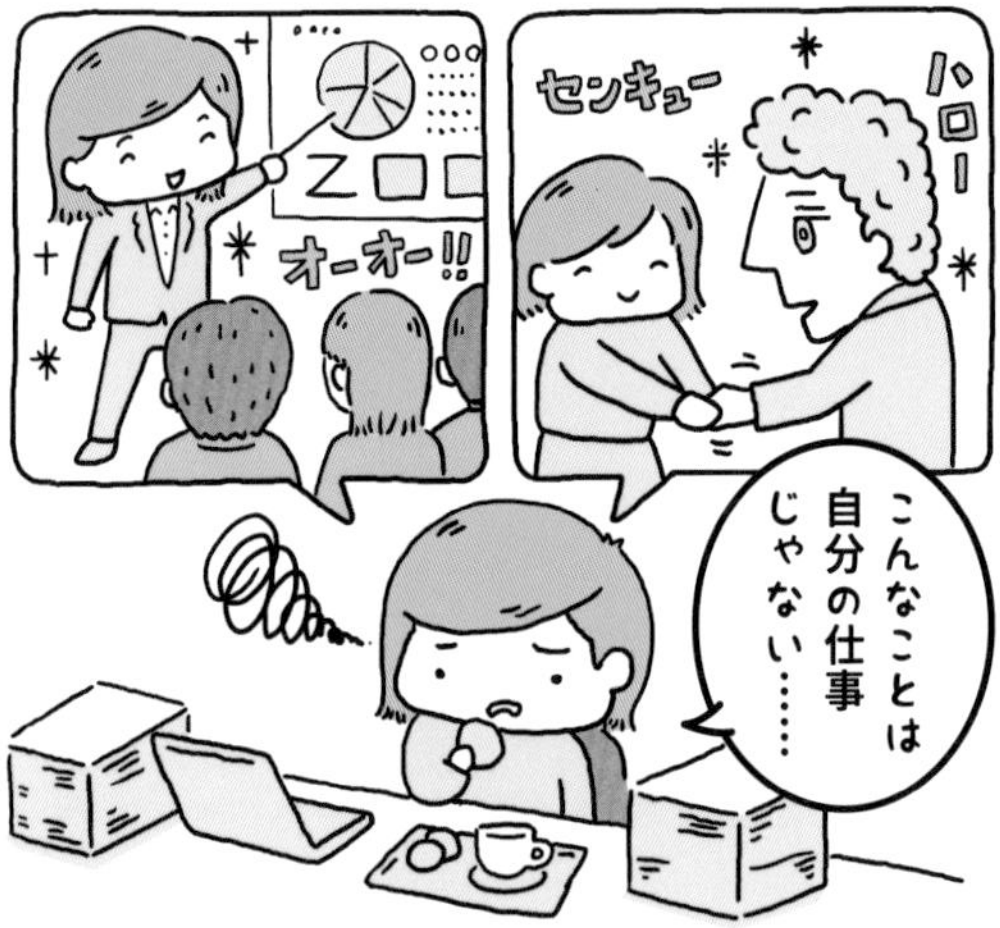
オーオー!!
センキュー
ハロー
こんなことは自分の仕事じゃない……

個々の仕事の目的を見つけ重要度を決めない

「こんな仕事は無意味だな」「重要ではないから適当にやってしまおう」などと考えてしまうことはありませんか。そう思っているとどんな仕事でもストレスになってしまいます。

すべての仕事には意味があり、軽んじていいものはひとつもありません。お茶くみやコピー取り、資料作りや会議など、どんな仕事も取り組む前に「何のためにそれをするのか?」という目的をきちんと考えてみましょう。

仕事の目的を意識すれば モチベーションや行動の質も向上する。

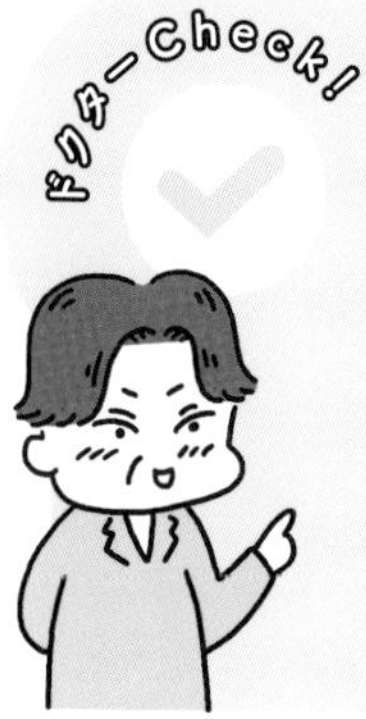

1 誰の、何のために行うのか？

相手を喜ばすため、周りの人に気持ちよく仕事をしてもらうためなど、一つひとつの目的をはっきりさせよう。

2 軽んじていい仕事などないと気付く

それぞれの仕事に重要度を付けないこと。すべての仕事に意味があると思えば、質も上がる。

例えばお茶を入れることは、「お客さまに気分よく打ち合わせをしてもらうため」「体を温めてもらうため」というような目的があり、その目的を意識すれば「お茶をおいしく入れるにはどうするべきか」「○○さんはコーヒーが好きだからコーヒーにしよう」など、仕事のやり方も変わってきます。

また、「なんでこんな仕事を自分が」などと思うこともストレスの要因になります。その仕事も誰かにとっては意味や意義があるもの。どんな仕事をする際にも目的を考えながら、自分のモチベーションを高めて、仕事の質をよくしていくことが大切なのです。そうすることでストレスが軽減され、すべての仕事がうまくいくはず。これは家事や子育てなど、仕事以外のことも同じです。

考え方

緊張感を活用
仕事④

○ストレスの要因④

残業があたり前になっている

終了間際の集中力を活用し能力をフルに発揮する

気持ちのゆるみがあると？

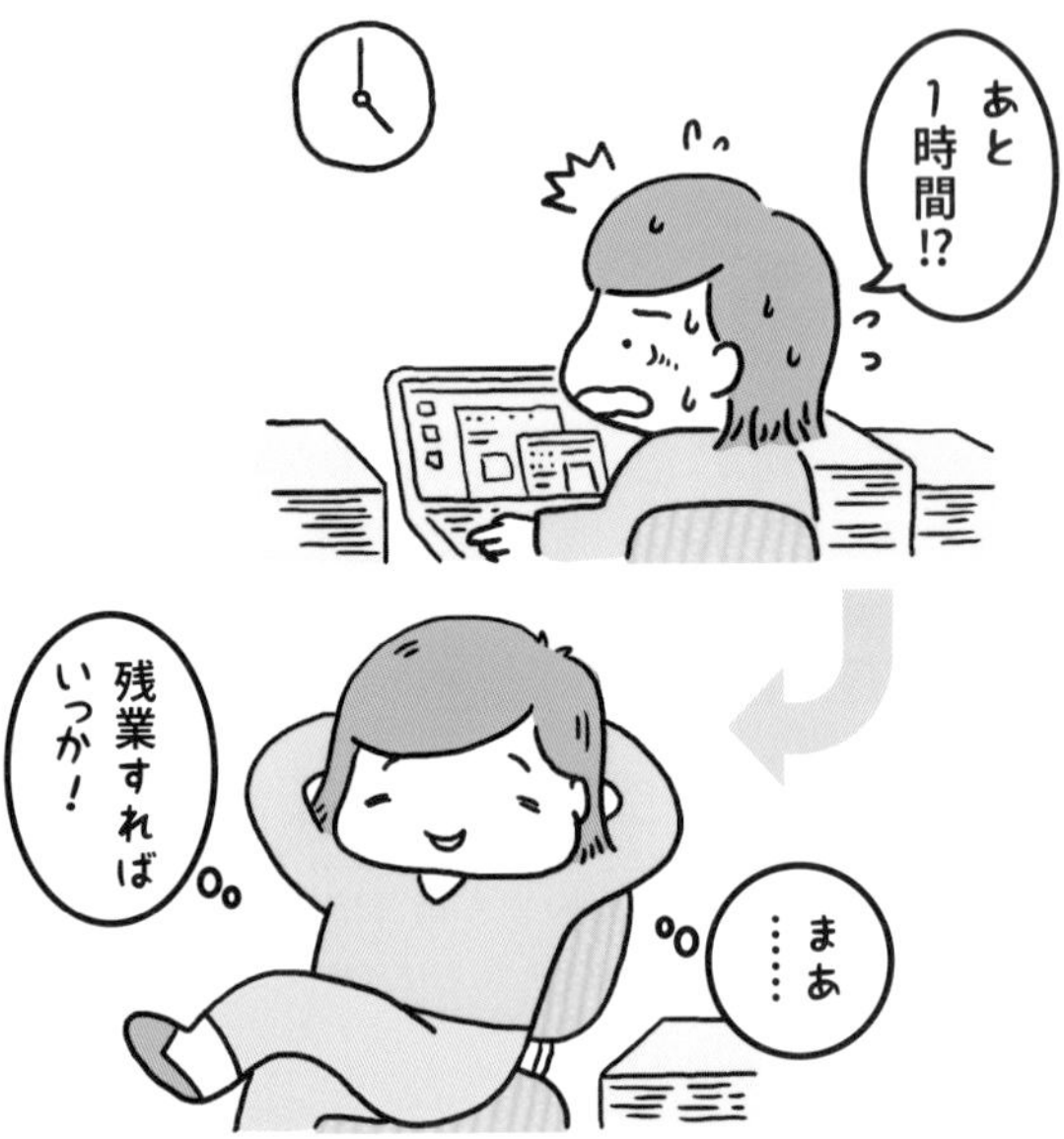

残業やリモートワークなどで、終わる時間を決めないで仕事をしていませんか。「残業すれば時間はたっぷりある」といった緊張感のない環境や精神状態では、かえって疲労感が増して仕事の質は下がります。過度なストレスはよくありませんが、自分自身に上手にプレッシャーをかけることで高い能力を発揮できます。

例えば、終了時間の1時間前には「1時間でこれを終わらせる」と決めてラストスパートを

自分にうまくプレッシャーをかけると本来の能力を発揮できるようになる。

改善のポイント

「内容」で区切る仕事と、「時間」で区切る仕事を分ける

「内容」で区切るのは質が求められる仕事。この手の仕事は集中力が高い午前中に。これを「あと1時間でやるぞ!」と時間で区切ると質が落ちてしまう。書類整理や書面チェックなどの仕事は、終了間際の「時間」で区切る仕事にするとよい。

かけましょう。仕事のゴールデンタイムである午前中を有効に使い、昼食後の2時間は事務作業や人と会う予定を入れ、終了間際の1時間はもう一度ギアを入れ直すのです。このような意識を習慣化させると、思いのほか物事がうまく進みます。

さらに仕事の質を上げるためにおすすめなのが、「締め切りを本来よりも早めに設定する」こと。目の前の作業以外にも考えなくてはならないことがあると、集中力がダウンします。「締め切りが迫っている」という状況そのものが集中力を低下させます。

これは私生活でも同じです。追い立てられず余裕を持って向き合えるように、本来の締め切りよりも早めに仕上げるようにして、いいコンディションで向き合える時間を作りましょう。

考え方

意識をそらす

仕事⑤

○焦り・不安の要因①

人前に出るといつも緊張してしまう

時計を見ることで自然に意識をそらす

「考えない」という考えにとらわれる

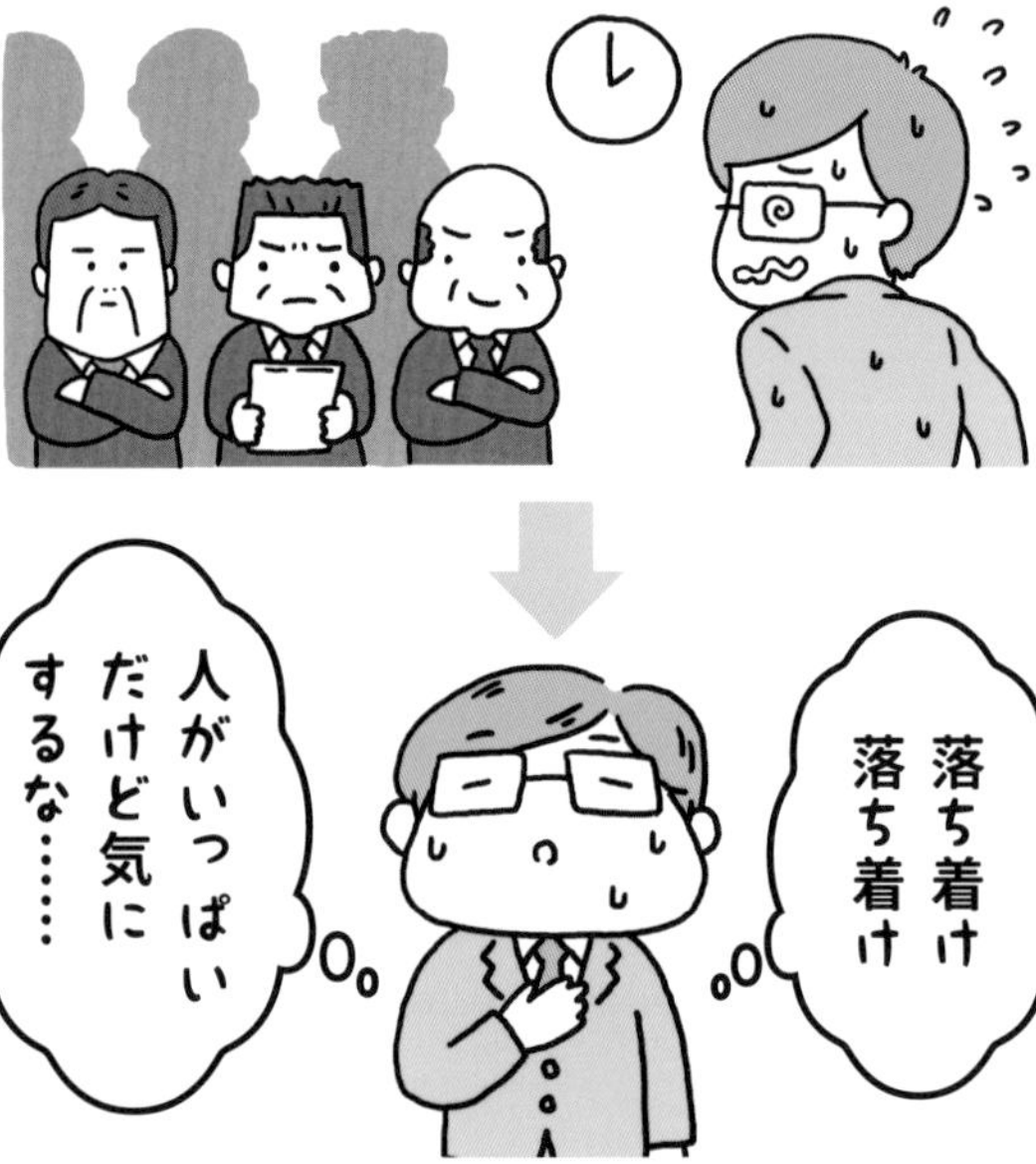
落ち着け落ち着け
人がいっぱいだけど気にするな……

面接や試験、プレゼンテーションなどで極度に緊張して成果が発揮できないということはありませんか。そんなときは「会場に入ったら時計を見て、形やメーカーを覚える」のがおすすめです。

緊張するのは今からやろうとしていることに対して体が準備をしている証拠なので悪いことではなく、多少の緊張感は必要なもの。それでも極度に緊張しすぎるときは「目の前に

**あえて「別のタスク」を自分に課すことで
目の前の不安要素を意識の外へ向けられる。**

改善のポイント

リアルなシミュレーションが成功の秘訣

事前の徹底したシミュレーションから自信が生まれ、本番の緊張をやわらげることにもつながる。流れや段取り、想定される質問を書き出したり、声に出して練習したりしてみよう。書き出すことで状況が可視化され、間違っているところや、準備が足りないところが見えてくることもある。

あることしか考えられずに視野が狭くなっている状態」なので、自分に別のタスクを課して自然に意識をそらせるようにします。不安や緊張があるときには、不安要素を排除して「考えないようにする」というのは難しいので、動作そのものに集中させるのです。

さらに、プレゼンテーションなどの緊張しやすいシチュエーションでは、徹底した準備をしておくことがよい結果につながります。頭の中で「だいたいこんな感じだろう」とシミュレーションすると、どうしても楽観的に、そして不確定要素が多くなります。声に出すなどしてできるだけ本番さながらにやってみることで、話がつながっていない、言葉が出ないなどの不備にも気付けます。やりすぎて困ることはないので、納得いくまで行いましょう。

考え方

あきらめる

仕事⑥

○焦り・不安の要因②

緊急の案件で予定が崩れた！

「次の予定」を意識しすぎると自律神経を乱すことに

予定に縛られすぎると？

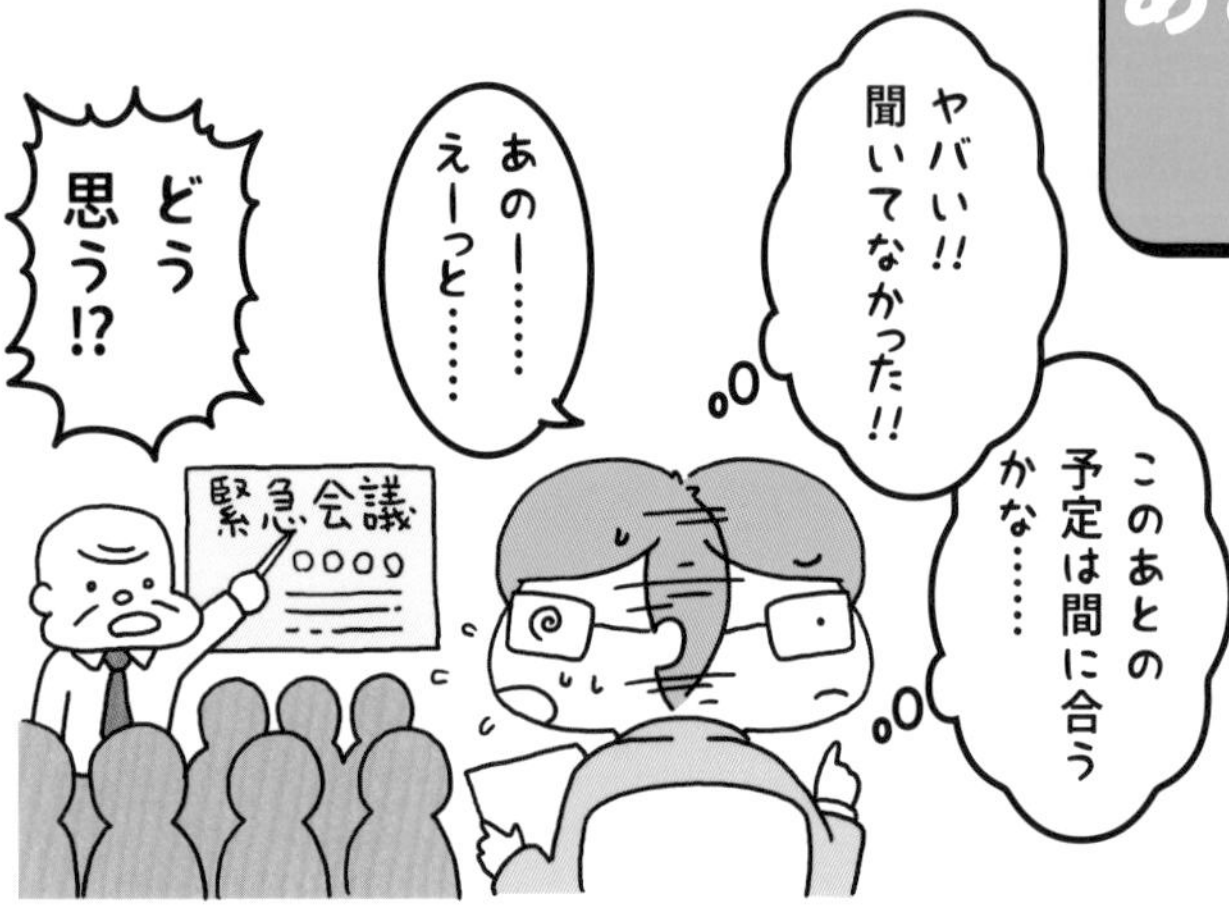
このあとの予定は間に合うかな……
ヤバい!! 聞いてなかった!!
あのー……えーっと……
どう思う!?
緊急会議

忙しいときほど予想外のアクシデントが起こるもの。それが緊急の用事の場合、すぐにやらなければならないのは明白です。緊急性が高く、重要な仕事なら、より集中してその仕事に取り組む必要がありますが、心の整理ができていないとコンディションは悪くなりがちです。

そんなとき「次の予定は大丈夫かな」「間に合うかな」と考えるのは禁物。それを迷っている時間はなく、それを考えている時点で自律神

目的を軌道修正することで、本来のコンディションを取り戻せる。

改善のポイント

アクシデントが起きたときほど、問題を「小さく」とらえる

大問題が起こったときにジタバタしたり、大きな声で怒鳴ったりするのは、交感神経を優位にすることになり、体の状態としては最悪。そんなときこそ、無理にでも笑って「困りましたねえ」といえる冷静さが必要。自律神経のバランスを整えるために深呼吸して水を１杯飲むなどし、目的を軌道修正しよう。

経が乱れて集中力を欠いており、ミスを犯す危険性があるからです。緊急のアクシデントが起こったときは、自分のコンディションを整えて実力を存分に発揮させるために、次の予定はすっぱりとあきらめましょう。

「コンディションが良好であること＝自律神経を整えること」です。仕事でも私生活でも緊急事態は付きものですが、大きな問題が起きたとき、大げさに深刻な表情をしたり、大声で怒鳴ったりしても、体のコンディションは整わず、判断力を失います。逆に日常的に起きるささいなミスは軽視せず、ないがしろにしないことが大切です。

日々の小さなミスが結局は自分のコンディションを崩し、能力を発揮できなくさせてしまうのです。

考え方

ネガティブ回避
対人関係①

○ストレスの要因①

余計なことを言ってしまう

「見ざる・言わざる・聞かざる」のスタンスを徹底する

ネガティブな話題に巻き込まれた!

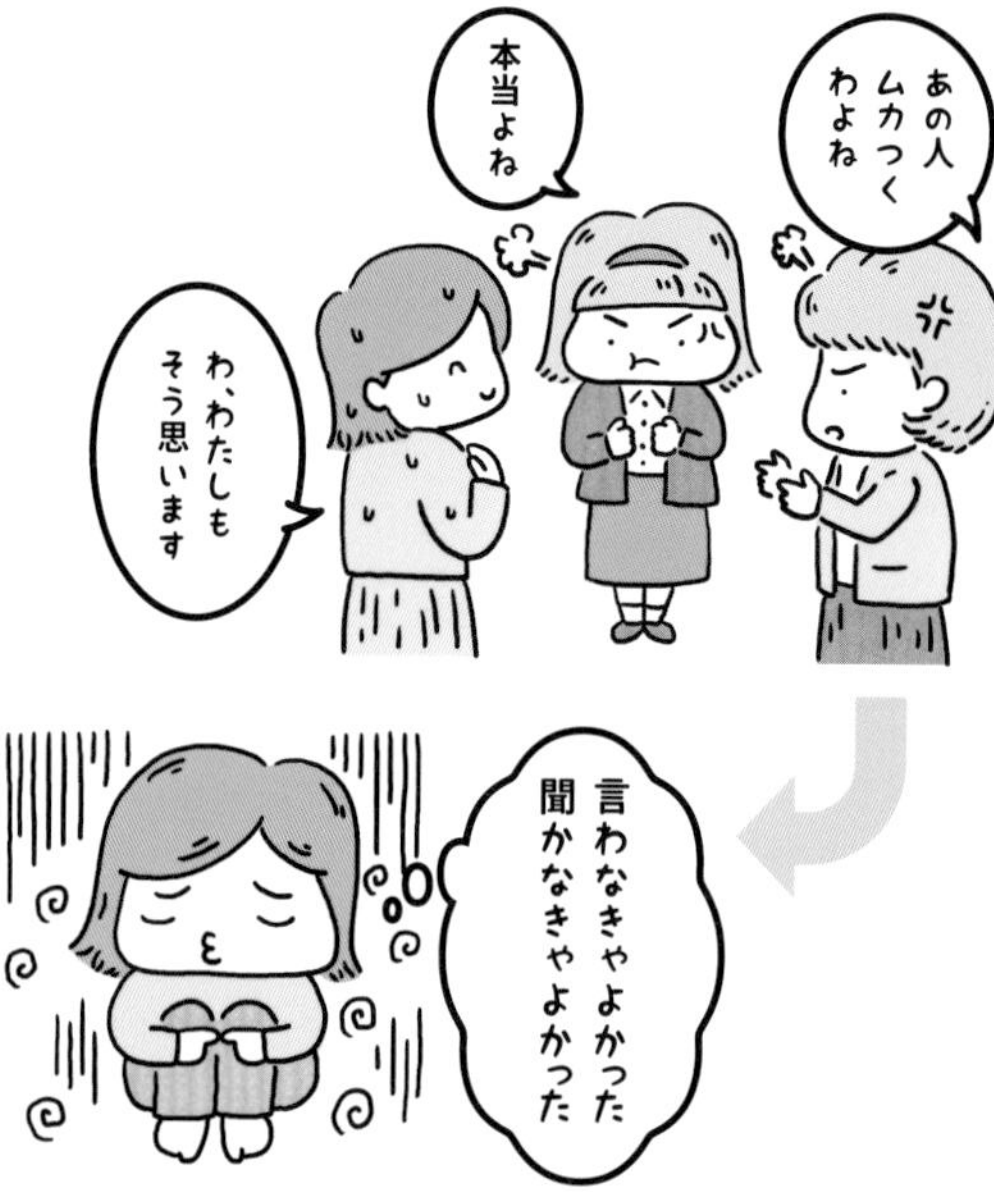
あの人ムカつくわよね
本当よね
わ、わたしもそう思います
言わなきゃよかった聞かなきゃよかった

ストレスの原因のほとんどは人間関係で生まれるもの。自律神経を整え、ストレスを回避するためには人間関係の改善が欠かせません。

人の悪口を言うことは、ストレス解消になるようでいて、逆にストレスを抱えることにもなります。悪口を言っているときは気持ちがいいかもしれませんが、後で「余計なことまで言いすぎたな」「いやな言い方をしてしまったな」と自己嫌悪に陥ることもあります。逆に人をほめ

ネガティブな話題から身を引くことで
ニュートラルな精神状態でいられる。

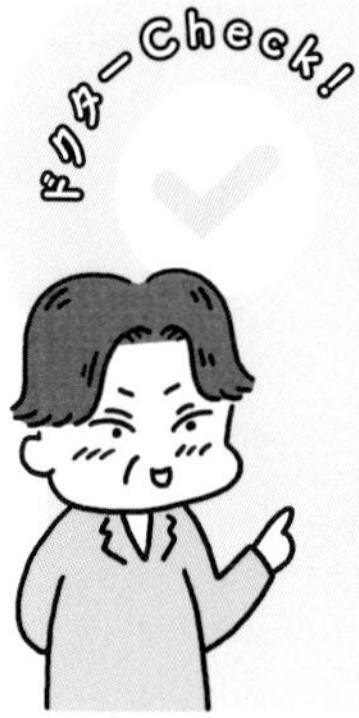

1 「知らない」のスタンスを徹底する

誰かの話題が上っても、「知らない」「わからない」を通して、人の評価を口にしないようにする。

2 いちいち反応するのをやめる

何か言われたり聞かされたりしても、言い返したり、言い訳したりしないようにする。

ていればいいかというと、それもまた違います。どうしても好きになれない人や、「ダメだなあ」と思う人までほめていると、それがストレスになってしまうからです。

心をニュートラルな状態にしておくには、「見ざる・言わざる・聞かざる」のスタンスを意識すること。何が起ころうが、何を言われようが、見ないし聞かない。そしてこちらからも発言しない。人間関係のストレスは自分だけでなく、相手もいることなので、反応したからといって改善するわけではなく、さらにストレスが増えることにもなりかねません。

余計なストレスを抱えることなく、自律神経が整っていれば、ニュートラルな状態のもと、良好な人間関係を築くことにつながっていくことでしょう。

考え方

目的の明確化
対人関係②

○ストレスの要因②

行きたくない遊びや飲み会に誘われてしまった

目的意識を変えればストレスの質が変わる

「付き合い」も大事だけれど……

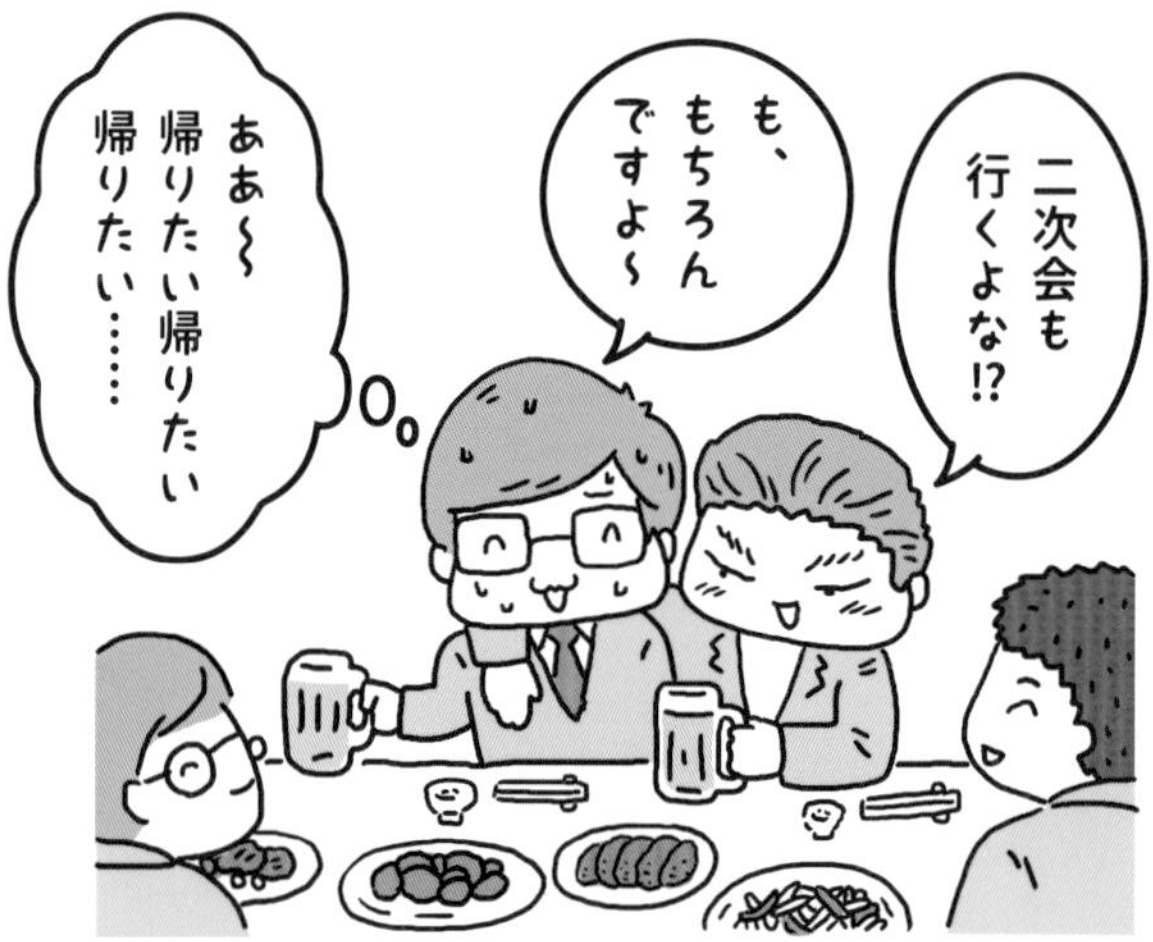
二次会も行くよな!?
も、もちろんですよ～
ああ～帰りたい帰りたい帰りたい……

飲み会に誘われたとき、「行きたくないなあ」と思うこともあるでしょう。いざ席についてから「なんで参加してしまったんだろう」「来なければよかった」と後悔し、それがストレスを肥大させることも。ときにはストレスを抱えたうえに、飲みすぎて体調を崩す、なんてことがあるかもしれません。

飲み会に誘われたら、「何のために参加するのか」を考えてみましょう。「人間関係を良好

行動の目的をじっくり考えると
自分の決断に覚悟ができ、ストレスが軽減する。

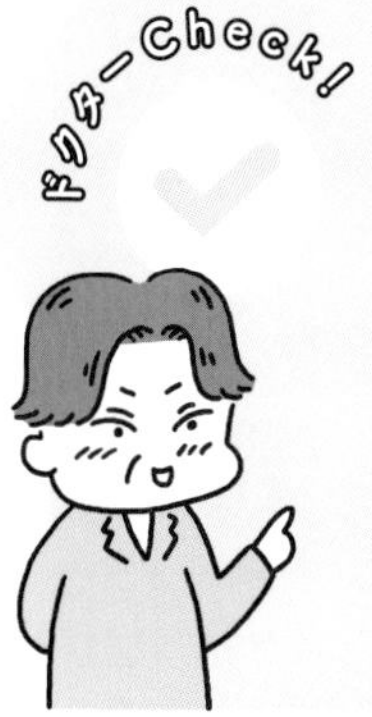

1 目的の明確化をする

「今回くらいは参加したほうがいいかも」といった曖昧な状態で参加するとストレスが溜まる。

2 時間をおいて返事をする

返事は即答せず最低1日は考えて、参加することの意味や目的を考えてから決断する。

にするために」でも「付き合いが悪い人だと思われないために」でもいいのです。目的がはっきりすれば、受けるストレスも変わります。楽しい飲み会でなくても「付き合いが悪い人だと思われないために」という目的なら、会に出席している時点で目的達成です。そうすれば、「目的がはっきりしていれば参加」「目的が見つからなければ断る」という選択もできます。また、がまんが前提の人脈なら、断ち切ることも必要です。

人間関係とストレスは切っても切り離せないもの。そこで、ストレスの原因を「相手」に求めてしまうと、ストレスはさらに肥大化します。しかし、自分で目的を決めた時点で、ストレスを比較的居心地のよいものに変えることができるのです。

考え方

あきらめる
対人関係③

○ストレスの要因③

周囲の評価や反応を異常に気にしてしまう

自分が注目されていないと不安

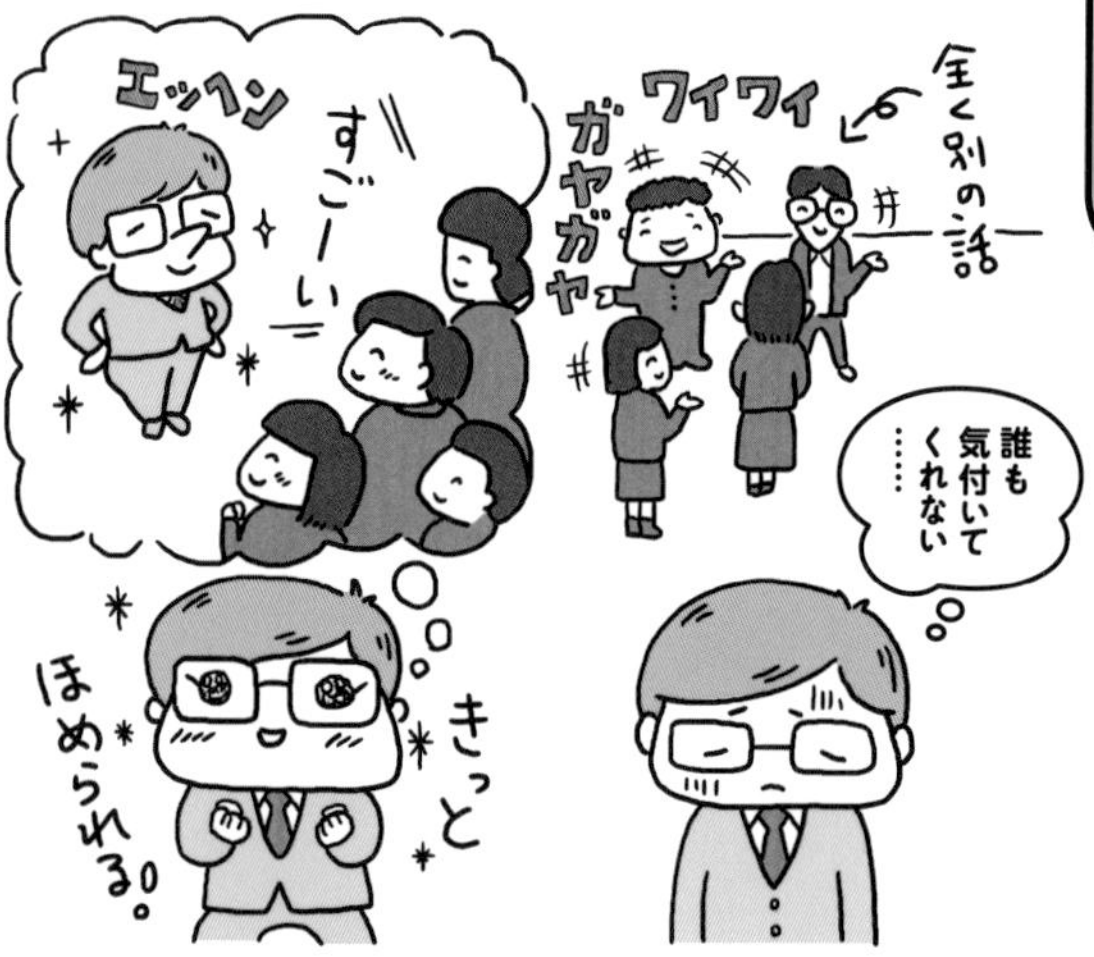

エッヘン
すご〜い
ワイワイ
ガヤガヤ
全く別の話
誰も気付いてくれない……
きっとほめられる。

理想　現実

「認めてもらいたい」という発想は捨てる

自分は上司から評価されているか、同僚から認められているか、多かれ少なかれ誰もが気になるもの。そこで、「認められたいけれど、認められない」と悩むことは、かなりのストレスになります。交感神経も副交感神経もダウンして、体の中からエネルギーがわいてこないため、「がんばろう」と思えず、やる気を喪失してしまうのです。

そんなときは、「認められよう」という発想

**一方向からの評価に固執するのではなく
多方向に視野を向けるとコンディションが整う。**

改善のポイント

「他人の目」によって生まれるプライドは偽物ととらえる

「自分の中」ではなく、「他人の目」から生まれるプライドは持っている必要のないもの。周囲が自分をどう評価しているのかを気にするのではなく、自分自身に向き合い集中すること。そうすれば、いちいち他人の言動に心を揺さぶられることを防げる。

は捨ててしまいましょう。自身のコンディションを整えて、淡々をやるべき仕事をすることに意識を切り替えると、仕事の能率がアップします。同時に自分を評価してくれない人や分野に固執せず、「○○で認められないなら、△△で認められよう」「○○さんではなく、別の人に認めてもらおう」といったように、他方に意識を向けてみるのです。

また、自分が望む評価や評判を受けられず、プライドが傷つけられたと思う人もいます。そのプライドは「周囲から見た自分への評価」。それればかりが気になって本来の仕事ができなかったり、ストレスを抱えて不調をきたしたりしては本末転倒です。まずは自分自身に向き合って、余計なプライドは捨ててしまいましょう。

考え方

相手のことを思う
対人関係④

直前になると行きたくなくなる……

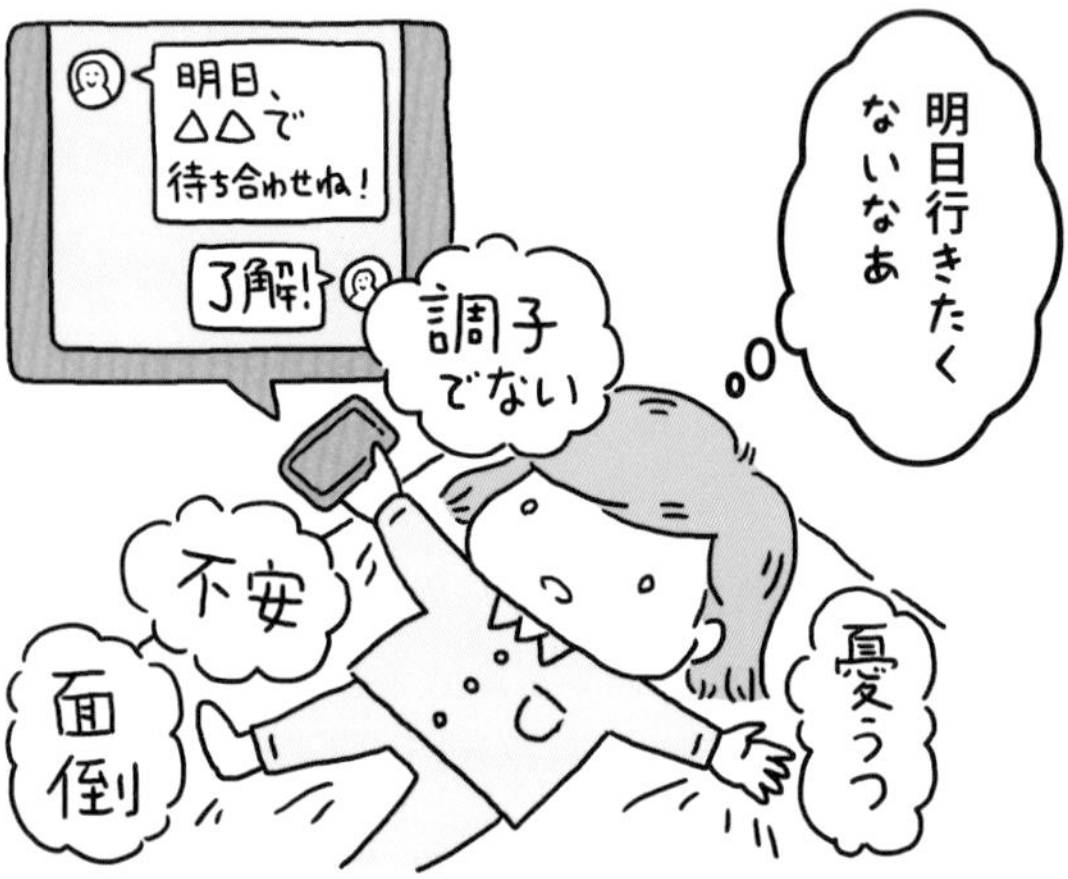
明日行きたくないなあ
明日、△△で待ち合わせね！
了解！
調子でない
不安
面倒
憂うつ

○ストレスの要因④

誰かと会う約束を億劫に感じてしまう

これから会う相手のバックグラウンドを考える

人と会う約束をしている日でも、「なんとなく調子が悪い」「やる気が出ない」などコンディションが悪いときがあるのはよくあること。会う相手が友人なら断ることもできるでしょうが、それが仕事なら「今日はやる気が出ないので」と言い訳して断るわけにもいきません。

そんなときは、相手のバックグラウンドを考えてみましょう。「忙しい中、時間を作ってくれた」というように相手のことを考えると、自

相手のことを考え始めた瞬間に、情緒が安定し、自律神経が整い始める。

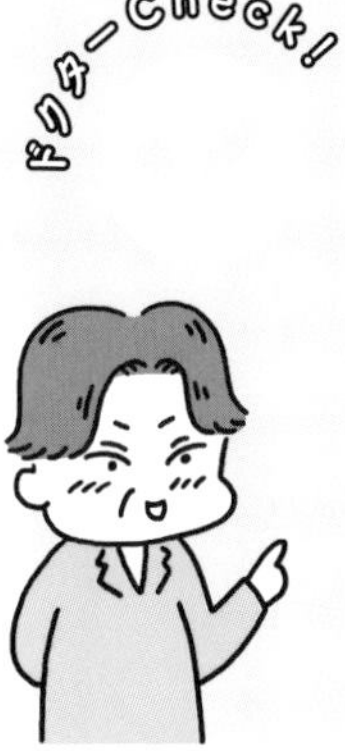

1 相手の目的や手段を考える

相手は、「自分に会うために」「電車を乗り継いで」「わざわざ時間を作って」足を運んで来てくれているのだと、相手のことを考えるようにする。

2 当日の天気やコンディションを考える

「暑い（または寒い）」「雨で足元が悪い」など、当日の天気や状況について思いを馳せる。

然と「やる気が出ないなんて言っていられないな」と思えるようになります。相手のバックグランドを考え、「誠実に人と向き合う」というスタンスを取れれば、自律神経が整い、冷静な判断力や思考力を発揮できます。

自律神経の乱れは、会う約束をしている特別な人だけでなく、普段一緒にいる職場の組織やグループの人にも影響を及ぼします。特に上に立つ人間であればあるほど、自分の自律神経を整えて、いつでもいい状態でいられるようにしたいもの。自律神経が乱れてイライラしたり、不機嫌になると、周囲の人間は気を遣ってその場の雰囲気が悪くなります。

自身の自律神経が整えば、家族や友人、仕事仲間といった周囲の人たちのコンディションも変わるのです。

考え方

時間を空ける
対人関係⑤

○ストレスの要因⑤

電話やメールに疲れて気が休まらない

電話やメールにびくびくする

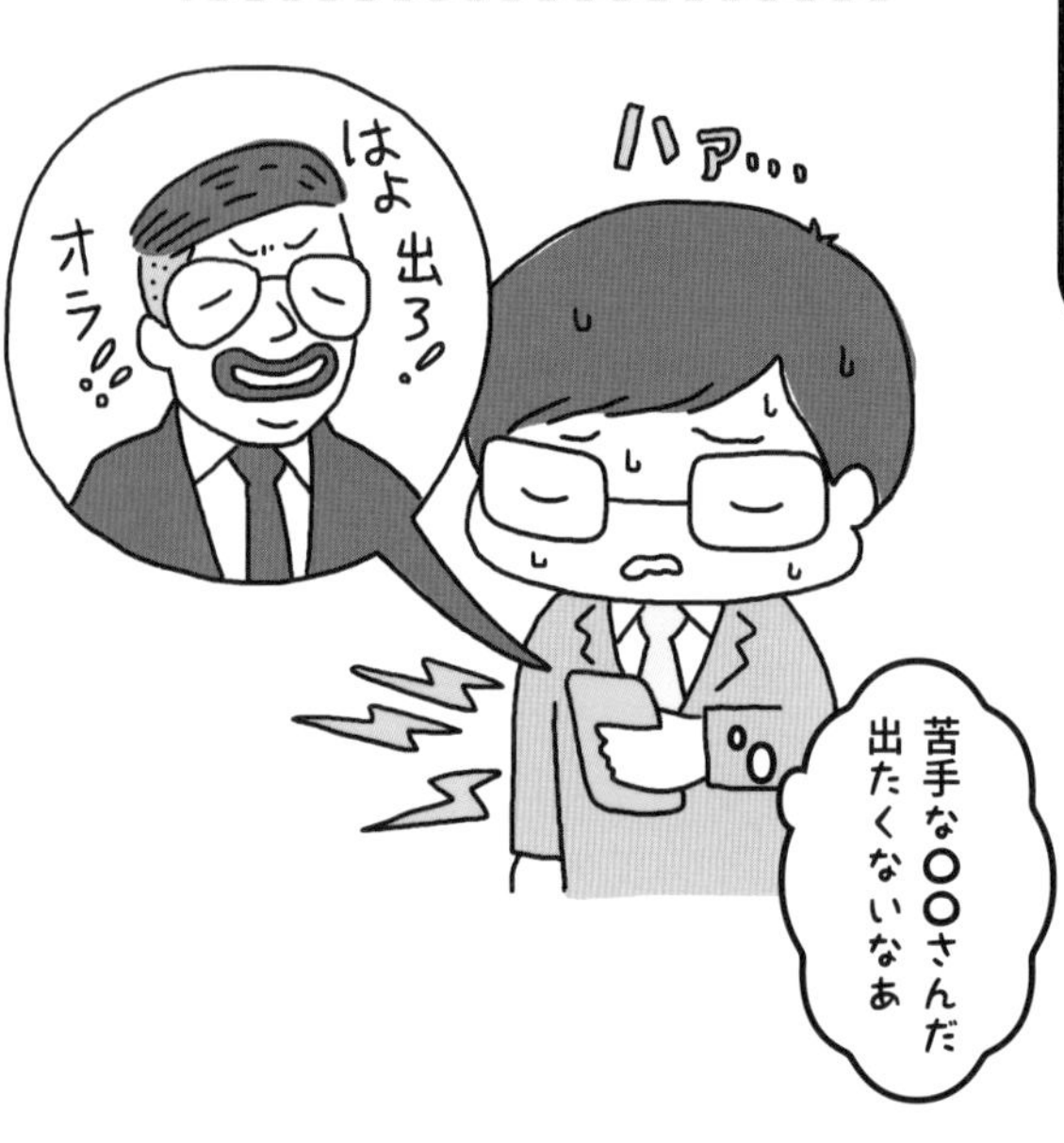
ハァ…
はよ出ろ!
オラ!!
苦手な○○さんだ
出たくないなあ

いったん深呼吸して自分のタイミングで返事をする

電話がかかってきたらすぐに出ないといけない、メールやSNSにはすぐ反応しないといけない、と思っていませんか。連絡をしてくるのは、あなたにとってうれしい相手ばかりではなく、苦手な相手もいるはず。もしその苦手な相手から電話がかかってきたら、スマホの画面を見て相手の名前を確認した瞬間から自律神経は乱れます。ストレスを感じ、言葉が出なかったり的確な返事ができなかったりするこ

心身のコンディションが整っているときによいコミュニケーションは生まれる。

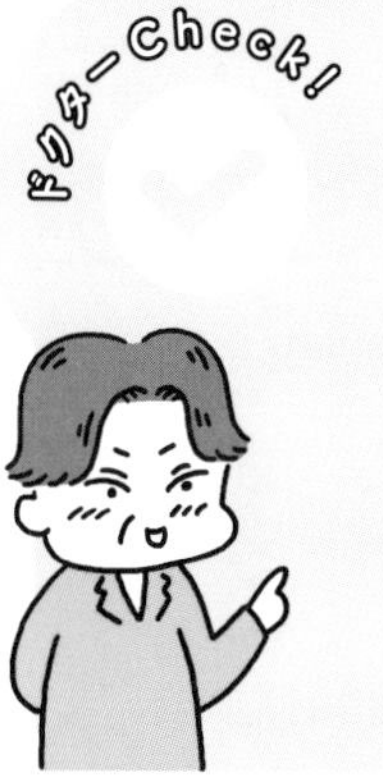

1 「すぐに」確認しようとしない

電話やメールの音がしてもすぐに確認しない。ひと息おいてから確認し、折り返しの電話や返信をする。

2 時間を決めておく

「就業時間外は電話に出ない」「18時以降のメールの返信は翌日」などマイルールを決めて対応する。

ともあるでしょう。

そんなふうにコンディションが崩れているときは、ひとまず電話に出ないで深呼吸。水を1杯飲んで、自分のコンディションをしっかり整えてから、電話を折り返しましょう。これはメールなどでも同じで、相手のタイミングではなく、できるだけ自分のタイミングで話をするようにします。

誰もがスマホを持つ時代、深夜でも早朝でも連絡を取ろうと思えば取れてしまいます。仕事の電話やメールなら「オフの日や就業時間外は出ない」「メールの返信は翌日にする」などと、判断基準を決めておくと、自分のタイミングでコミュニケーションをとることができます。このように、自分で基準を決めておくことが、自身の自律神経の安定につながるのです。

考え方

期待しない

対人関係⑥

○ストレスの要因⑥

相手が自分の思った通りに行動してくれない

どうして助けてくれないの？

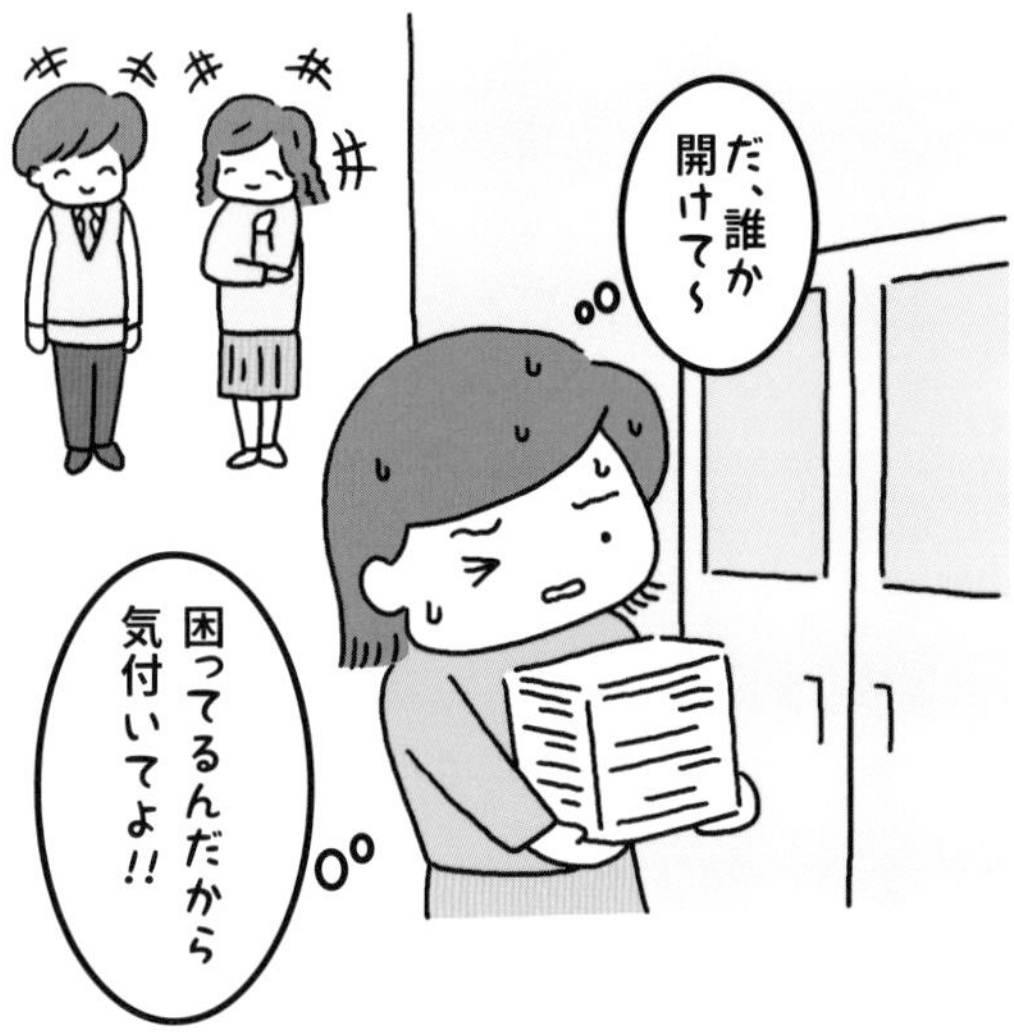

「結果」にとらわれると余計なストレスが生まれる

人間関係でストレスを感じるときのほとんどは「相手に対する期待」からきています。また「相手を信用する」ことも同じようなストレスを引き起こします。例えば「期待」。「好きになれない人がいる」というストレスは「自分が好きな性格に変わってほしい」とか「自分に対してもっとやさしく接してほしい」といった期待の表れといえます。また「信用」の場合は、相手を信用することで「〇〇してくれるはず」

相手への過度な期待をやめると
不満やストレスは自然と解消していく。

改善のポイント

人間関係と不安は
切り離せないもの

人間は、「はっきりしないもの」「不確定なもの」「自分がコントロールできないもの」に触れると、不安を感じるようにできている。その不安は自律神経を乱す最大の要因となる。不安しか生まない付き合いなら思い切って見直す勇気も必要である。

という期待をしているため、相手が失敗したときにストレスとなるのです。

人を信用して期待しても、それがどうなるかは自分ではコントロールできないものです。自らコントロールできないことに、自分のコンディションを左右されると自律神経が乱れ、ストレスが溜まる要因となってしまうのです。

そこで大切なのが「誰も信用しない」という精神を持つこと。これは「他人を疑う」という意味ではなく、「すべては自分の責任」だと思って行動し、どこでどんなミスが起こっても、誰がどんな悪口を言っていてもすべて自分の責任だと思うようにするということです。そうすることで、他人に腹を立てて自律神経を乱すこともなく、どんな状況でもストレスなくベストな状態を保つことができます。

考え方

記憶の上書き 自分自身①

○自己嫌悪の要因①

「失敗」してしまった事実に落ち込んでしまう

「うまくいかなかった」記憶にとらわれる

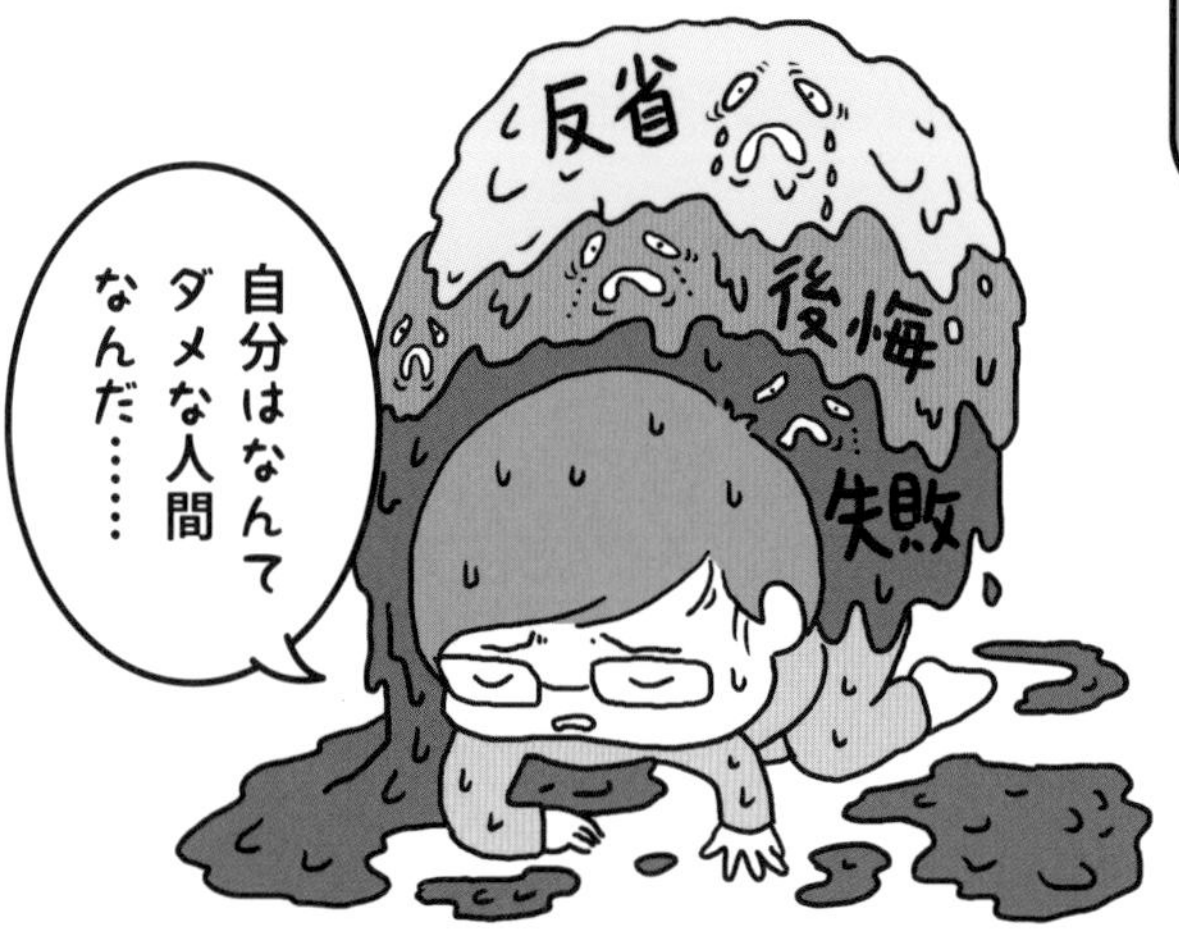
自分はなんてダメな人間なんだ……
反省
後悔
失敗

今日一日を振り返り、成功の記憶に塗り替える

仕事などで失敗をすると、後悔したり反省したりしているうちに気持ちがどっと落ち込んでしまうのではないでしょうか。そこで、一日の最後に5～10分でいいので、その日を振り返る時間を作りましょう。振り返ってみて、失敗したことがあったら「こうすればよかった」「今度はこうしよう」という理想の改善パターンをできるだけリアルに思い描きます。失敗した記憶のままにしておかず、成功した記憶に上書き

「記憶の上書き」をすることで理想の行動パターンを引き出しやすくなる。

改善のポイント

小さなミスでもその場でメモする

大きなミスは覚えているものだが、ささいなミスは忘れがち。そこで、ミスはその場でメモする習慣を付けよう。小さなミスも一日の最後に上書きすれば、次からの行動のクオリティが向上する。

するのです。

成功したイメージに上書きしたら、その日を振り返って日記をつけることもおすすめです（P.146参照）。いいことも悪いことも、一日ごとに区切ってリセットできます。リモートワークなどで一日中家にいる、休日にどこにも出かけられない、といった変化のない日常を過ごしていると、「なんとなくダラダラしている」生活が続いて、気持ちが落ち込んだり生活に張りを感じられなくなったりしてしまいます。「ダラダラした日常」という状況が続いていることは、人のコンディションにおいて最も避けるべきです。

一日の最後にどんなことがあったのかを書き綴り、「明日はこうしよう」と思うだけで日常がリセットされます。

考え方

行動の上書き 自分自身②

○自己嫌悪の要因②

同じ失敗を何度も繰り返してしまう

いつも同じ後悔をしている

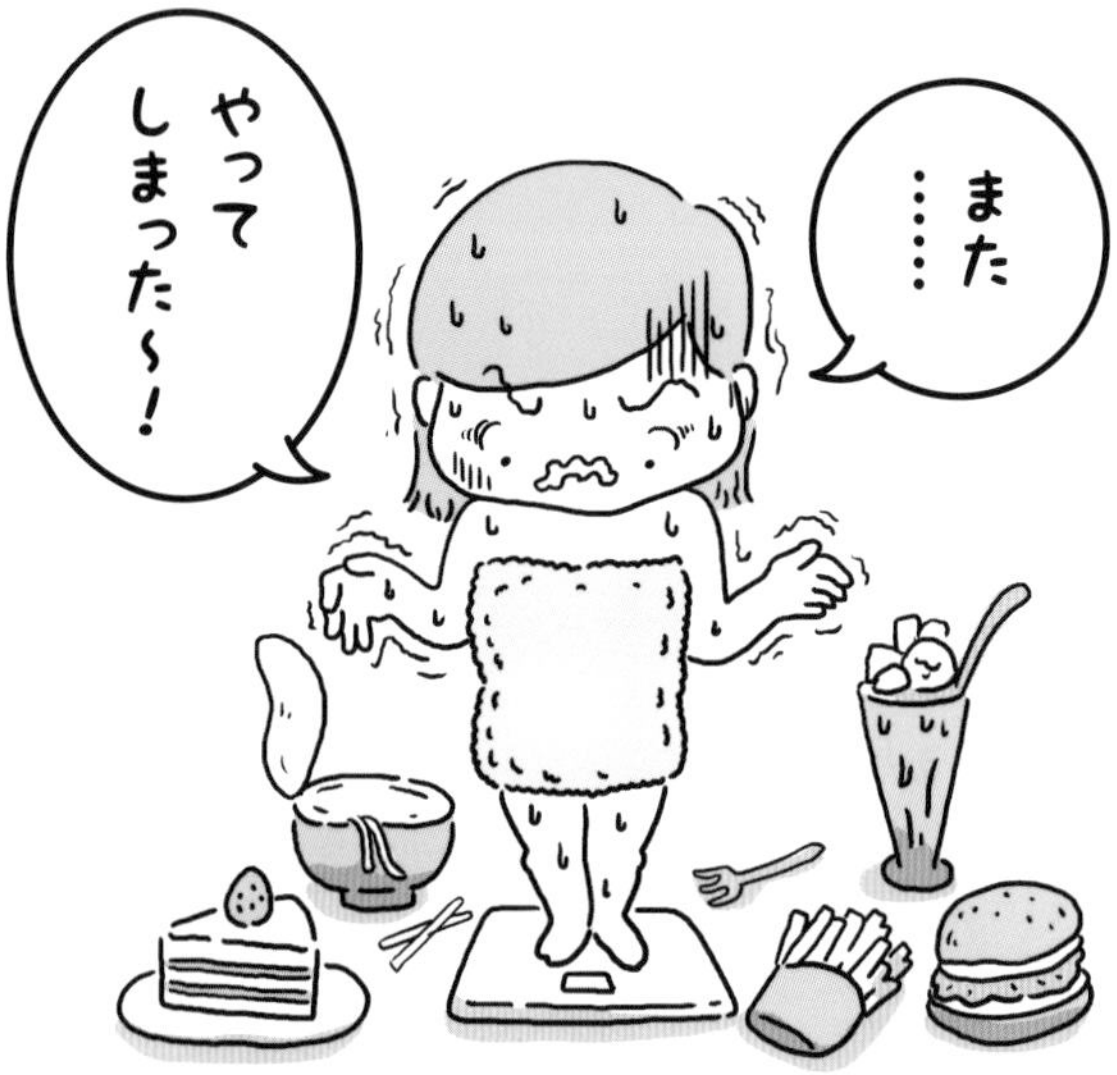

「今回こそはうまくやる」という感覚を意識する

「甘いものを控えようと思っているのに、たくさん食べてしまった」「書類を提出するのを忘れてしまった」というようなミスをしたとしても、それを繰り返さないことが大切です。

そこでささいなミスをメモに残して、成功パターンに上書きすると、次に同じ場面になったときに「そうだ、今日はお菓子を1個にしておこう」「今日こそ書類を提出しよう」というように、行動を改善するための意識を持つことが

「行動パターン」を変えるためには自分の行動を「意識する」ことを積み重ねる。

改善のポイント

修正したいポイントを書き出して点数化する

「今日は○○ができたから＋3点、△△ができなかったから－1点」というように1日を5点満点で採点し、1週間ごとに平均点を出す。反省しながら採点を続けると、行動パターンを修正できる。

できます。「今回こそはうまくやる！」という感覚を意識して「自分で上書きした行動」を繰り返すことで、行動パターンが変わり、行動の質を高められるのです。

大きな失敗を繰り返さないのはもちろんですが、小さな失敗を繰り返さず修正する習慣を続けられるかどうかで、その後の行動パターン、もっと大きくいえば人生が大きく変わります。

そこで、自分の修正したいポイントや改善したい考え方、変えたい行動パターンなどを一度すべて紙に書き出してみましょう。自分のダメなところを並べ上げて、目に見える形にすると「今回はこうしよう」「今はこうするべきだな」と意識しやすくなります。この習慣を続けることが自律神経を整えることにつながります。

考え方

状態の確認
自分自身③

ストレスの心理的要因①

調子が悪いのに、その理由がわからない

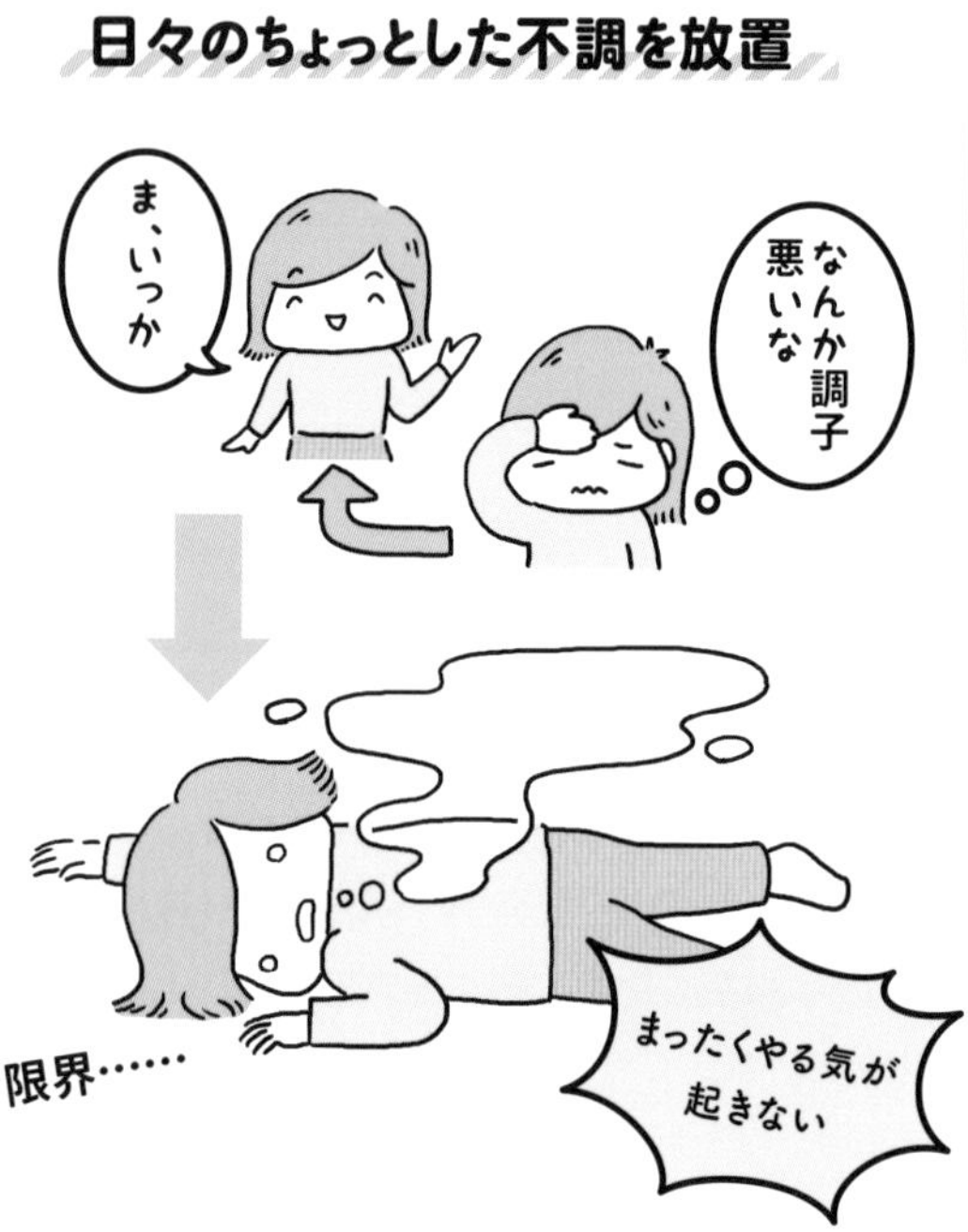
日々のちょっとした不調を放置
なんか調子悪いな
ま、いっか
まったくやる気が起きない
限界……

さまざまな行動からコンディションをチェックする

人のことはよく気が付いても、自分の体のことになると「だるくて何もする気が起きない」「疲れて集中力が続かない」というようにコンディションが相当悪くなるまで向き合おうとしない人も多いはず。そうなってから改善するのはひと苦労です。その手前で、「ちょっとおかしいな」「少しイライラしているな」といったコンディションを崩しかけているサインを見逃さず、それにアプローチできると、より早

**今の自分の状態を丁寧にキャッチすることで
心と体の乱れに対処することができる。**

改善のポイント

自分に合う「リフレッシュ方法」を見つけて実践する

体のコンディションを整えるためには1時間に一度休憩し、リフレッシュすること。デスクワークなら「体を動かす」ことが大切。音楽を聴くことも副交感神経を高め、リラックス効果が期待できる（P.149参照）。

くコンディションを整えられます。

そこで日常のさまざまな行動から自分のコンディションをチェックするよう心がけてみましょう。朝の身支度の際「ゆったりと時間に余裕を持っているか」または「慌ててイライラしながら用意しているか」。毎朝チェックして「今日の自分はイライラしている」「慌て気味だな」などと感じたら、コンディションを崩している可能性があります。その場合は水を1杯飲んだり、深呼吸をしたりして自律神経のバランスを整えます。

ほかにも歯磨きや着替え、駅までの歩くスピードなど日常的な行動の中で、自分のコンディションは感じ取れます。不調の入り口をキャッチして、コンディションを整えながら生活していきましょう。

考え方

怒りの認識
自分自身④

押し寄せる怒りを抑えられない！

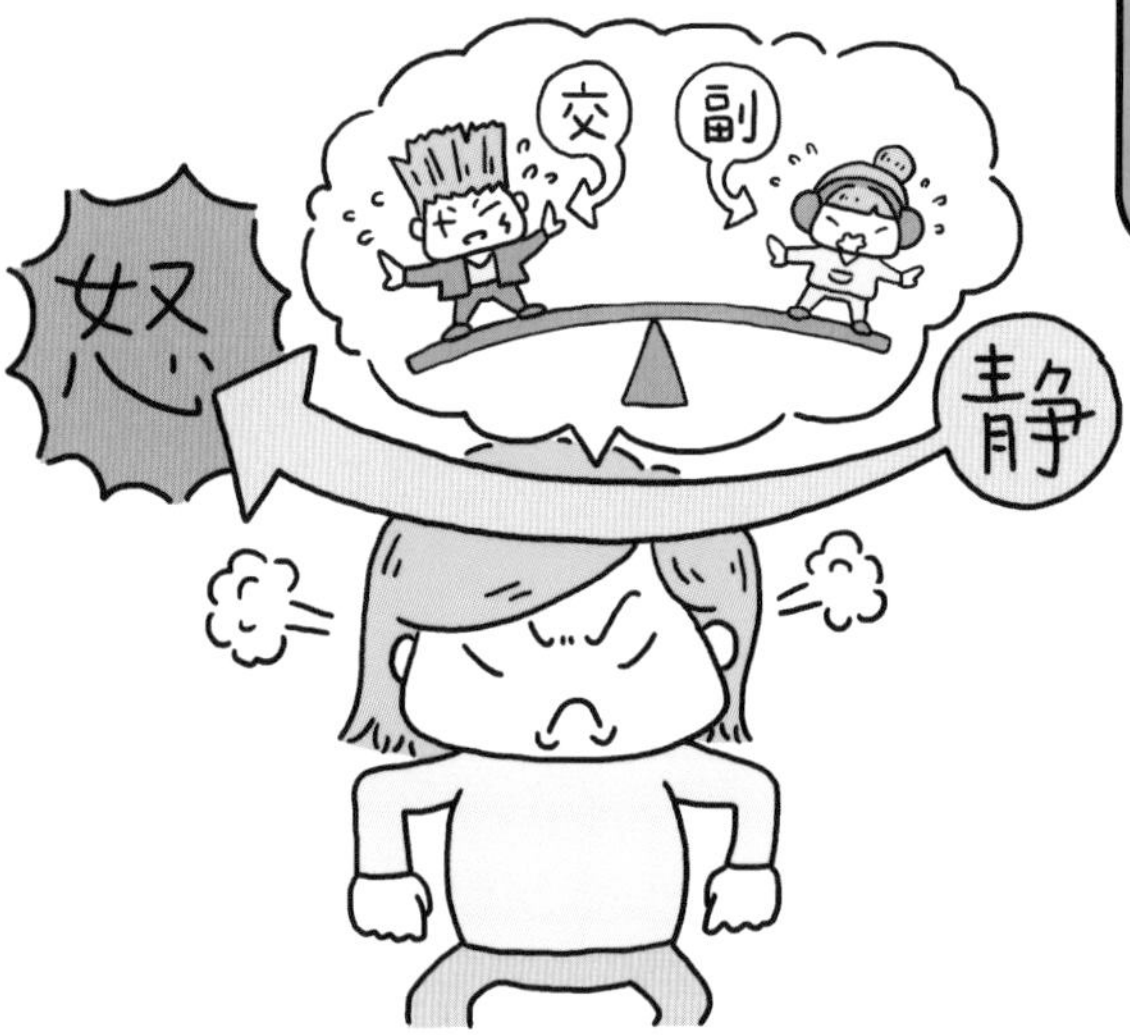

○ストレスの心理的要因②

ちょっとしたことで怒ってしまう

怒る前に一度黙って ゆっくり深呼吸する

「怒る」という行為は自身の自律神経を乱し、体のコンディションを大きく崩してしまいます。しかし、「怒り」の感情は瞬間的にわき起こってくるものなので、腹が立ったとき「怒らないようにする」というのはかなり難しいことといえます。

自律神経が乱れて血流が悪くなると、脳に十分な栄養や酸素が行き渡らなくなって、冷静な判断ができなくなり、感情の抑制が利かなく

感情のコントロールをすることで
自律神経が崩れるのを防ぐことができる。

ドクターCheck!

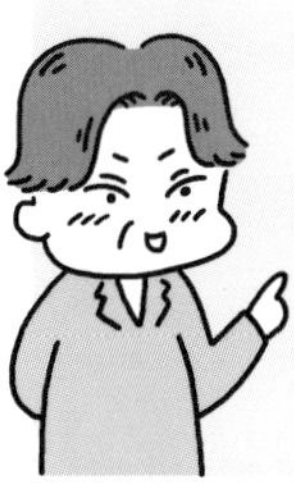

1 怒らないと決めておく

怒りを感じた瞬間に「ああ、怒らないと決めたんだ」と思うだけで怒りの感情は軽減する。怒りそうなときはそれを思い出すことで、怒りをマネジメントできる。

2 自分の価値観に縛られない

怒りの多くは自分の価値観を他人に強要することから発生する。「他人＝自分」を求めること、それ自体がナンセンスであると理解しよう。

なってしまいます。さらに自律神経の乱れは3～4時間回復しないので、怒ってしまったらその後しばらくはコンディションが悪いままになってしまいます。

そこで、「今、自分は怒りそうだな」と思ったらひとまず黙ってみましょう。とりあえず黙って、一度深呼吸します。「今、自分は怒りそうだ」と認識できた瞬間に怒りの50％は収まるので、さらにそこで「黙っていよう」と意識をして、深呼吸。深呼吸して自律神経を整えれば、それ以上乱れることもなくなります。

それでも、「どうしても相手に気持ちを伝えなければ」というときは怒りに任せず、ほかのリフレッシュ方法でコンディションを整えてから、最も効果的な方法、言い方で伝えるようにしましょう。

自分でも気付いていない怒りの正体

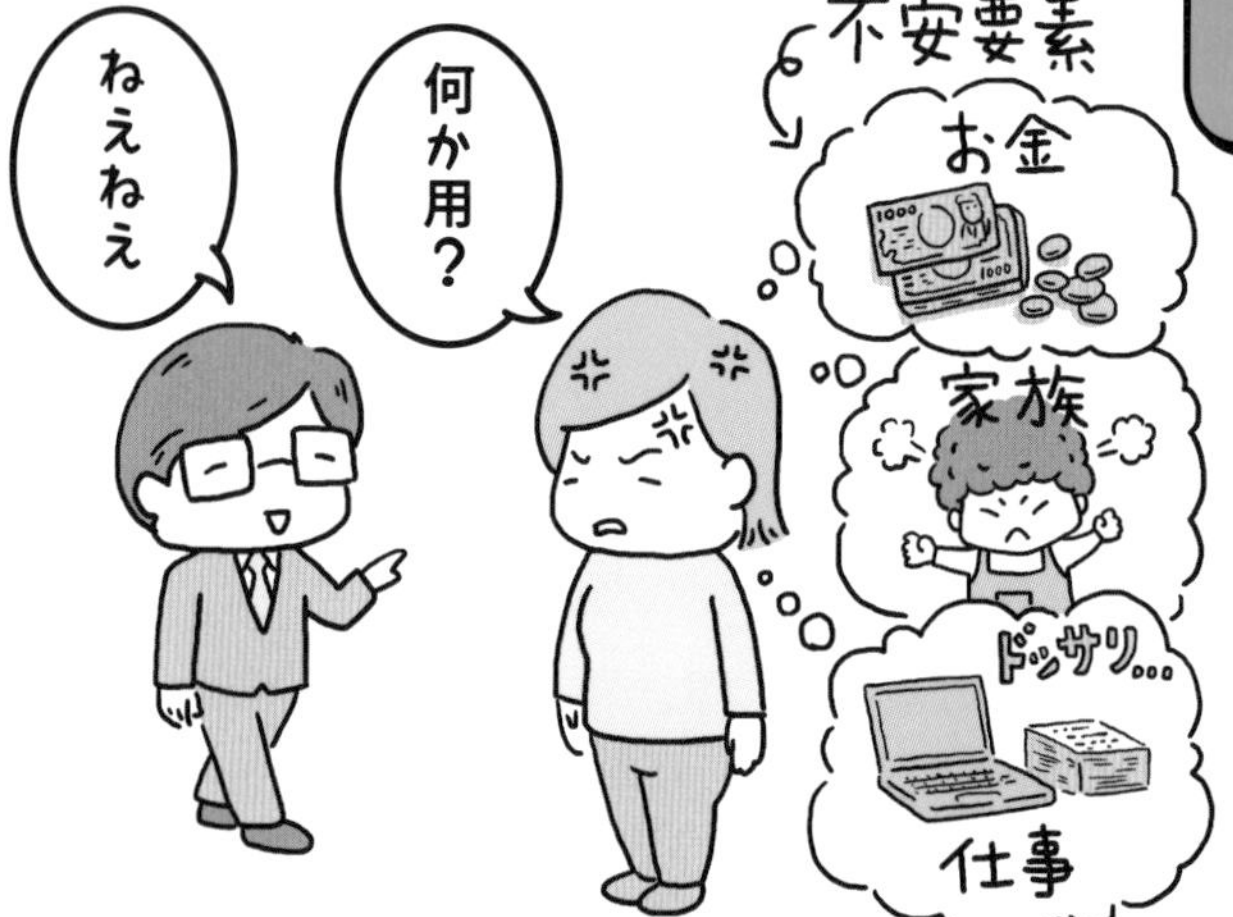

○ストレスの心理的要因③

「怒り」の原因を見つけられない

怒りの奥にある“不安”を認識する

人は気持ちに余裕があるとあまり怒らないものです。「健康上の不安はない」「仕事や家庭が充実している」「お金の心配がない」といったようにすべてがうまくいっている場合、自律神経が安定しているため、怒りはわき起こりにくくなります。

怒りやすい人は、「職場でよく思われていないのではないか」「このままでは評価が下がってしまう」といった不安や、家族の問題や経済

怒りの正体と向き合うことで気持ちの整理がつき、いったん落ち着ける。

改善のポイント

「気持ちの問題」を、気持ちで解決しようとしない

落ち込んだ気持ちを「気持ちを入れ替えよう!」という意識付けで解決するのはNG。階段を上り下りするなど、リズミカルに体を動かすことで気分転換を。ほどよいリズム運動で、副交感神経が高まり、自律神経のバランスが整う。

的な問題、健康上の問題などの不安を抱えていることが多くあります。例えば、仕事には家庭で起きた問題は直接関係ありませんが、「家庭の問題」という不安が心の奥底にあることで、ちょっとしたことで部下に対して怒りをぶつけてしまうといったケース。このように、今目の前にある出来事とは関係ないところで不安を抱えていても、イライラすることが多くなり、怒りにつながってしまうのです。

そこで、今自分が何に対して不安がっているかを紙に書き出してみましょう。そうすることで「自分は不安なんだ」と認識することができます。客観的に自分の不安を見つめることができると気持ちが落ち着き、自然に自律神経が安定するのです。すると、不安だったことへの向き合い方も変わってくることでしょう。

幸せを呼ぶ
自律神経のハナシ④

自律神経がみるみる整う魔法の言葉「After you」

自律神経を安定させるためには、何事も「ゆっくり」が基本。それを体現できる魔法の言葉が「After you（アフター・ユー）」。日本語では「お先にどうぞ」。人が多く行き来するドアを通るときや、エレベーターやエスカレーターに乗り降りするとき、「われ先に」と急ぐのではなく、「お先にどうぞ」と人に譲ることを心がけてみましょう。言ったほうも言われたほうも気持ちが晴れやかになり、焦っていた心がふっとゆるんで楽になります。

「After you」という言葉は心に余裕がなければ出てきません。自分も相手もこの言葉にともなう行動と笑顔に接すると、副交感神経が上昇。乱れた自律神経のバランスを一瞬で整え、安定し、幸せな気持ちを得ることができます。

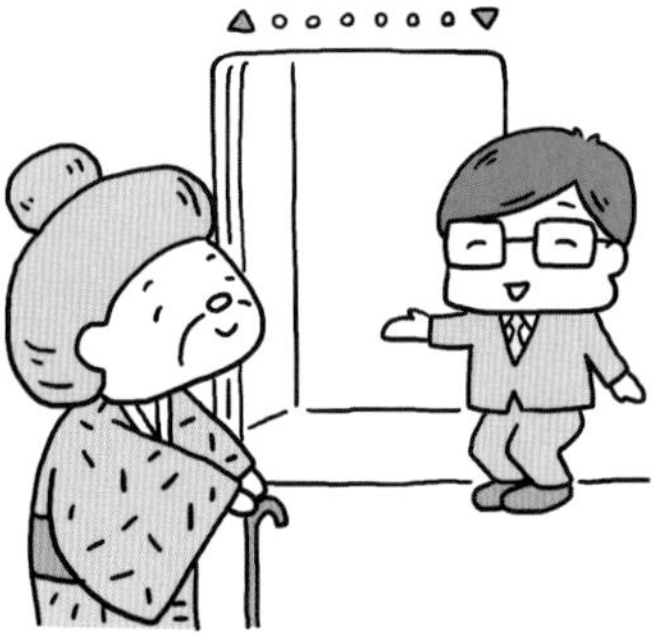

「After you」には心の余裕が必要。副交感神経を高め、相手に対してだけではなく、自分にとってもよい効果を生みます。

巻末
リフレッシュのコツ
&
関連する病気

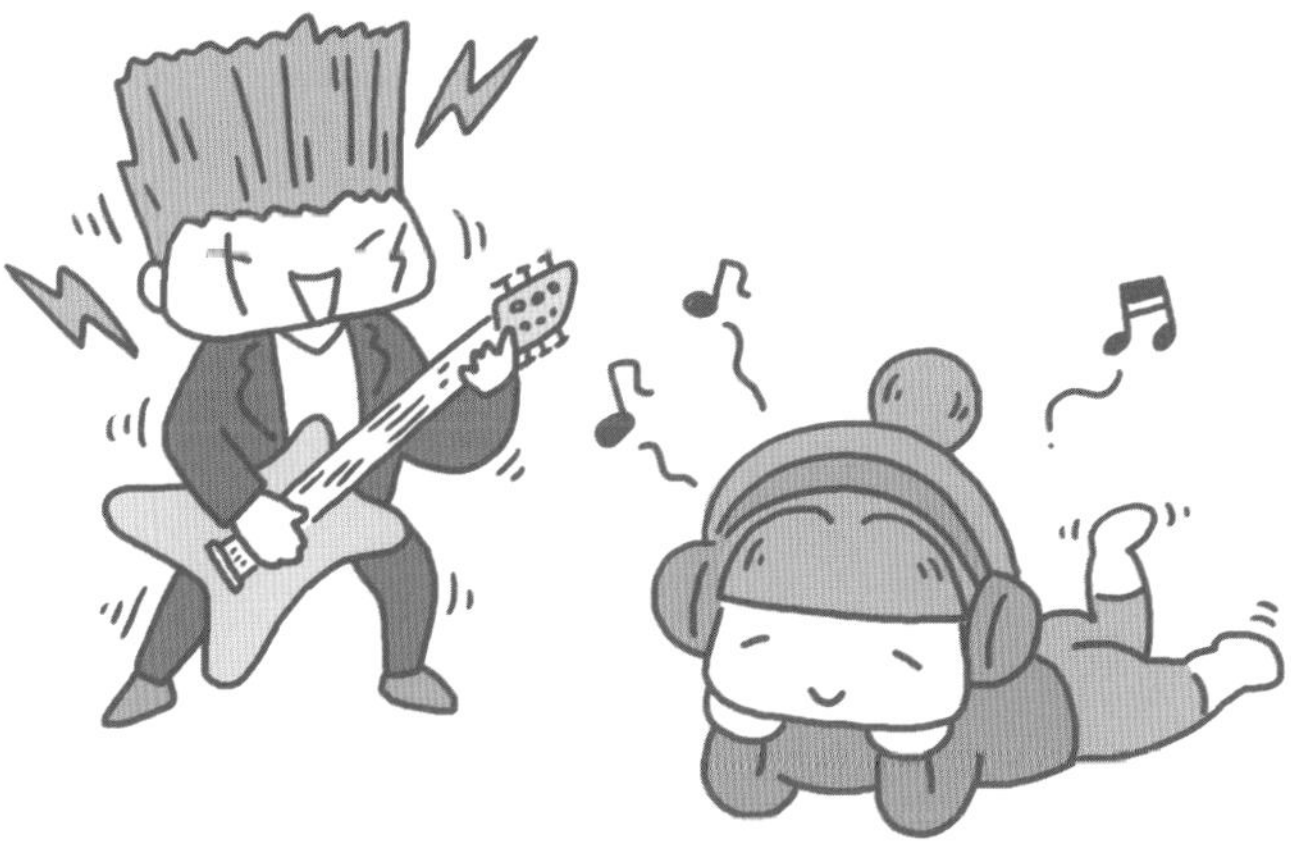

日々、ちょっとしたことで乱れてしまう
自律神経のバランスを整えるために、
「これをすれば気分が変わる」という休息法があるとよい。
それは健やかに生きるための自分の武器。
休息のコツとして、おすすめの方法を少しだけ紹介。
自律神経と関わりの深い病気についても知っておこう。

リフレッシュのコツ①

三行日記を書く

「手書き」で副交感神経もUP

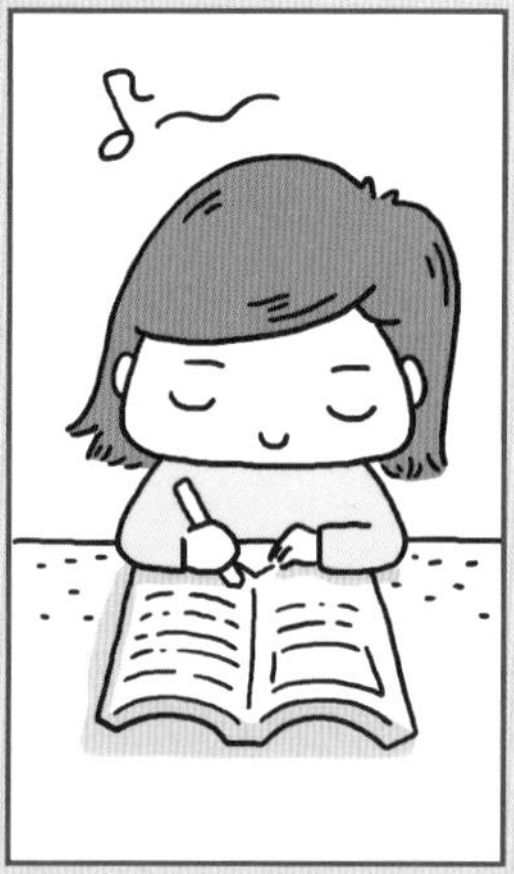

POINT

寝る前の心が落ち着く時間に手書きをする。パソコンやスマホは交感神経を刺激するのでNG。

効果

心身がリラックスした状態になり、安心して眠りに入ることができる。

「一日一日を区切る」ためにたった三行で今日を振り返る

人は変化の少ない日常が続くと、それ自体がストレスとなり、精神的にも肉体的にも負担がかかって、不安や焦燥感、虚無感などに襲われます。そのためダラダラと続く日常には、意識的なリセットが必要となります。

そこでおすすめなのが、一日を振り返って「日記」を書くこと。「今日、失敗したこと」「今日、一番よかったこと」「明日の目標」の3つを書くだけの「三行の日記」です。今日の反省点を見直し、明日やることを明確にすることで、不安要素が消え、心が安定します。

また、ゆっくりと丁寧に書く行為で気持ちが落ち着き、自律神経のバランスが整います。

三行日記を書いてみよう

3つのテーマを簡潔に書くことを心がけよう。
書くものは日記帳でも手帳でもノートでも何でもOK！
ゆっくり丁寧に文字を書くことで、心も穏やかに。

①今日、失敗したこと（よくなかったこと）

（　　　　　　　　　　）

失敗を真正面から受け止め、同じ失敗を繰り返さないためのもの。よくない記憶をはき出して、心のデトックスにも。

②今日、一番よかったこと

（　　　　　　　　　　）

感動したことやうれしかったこと、成功したことなど。
ほんの小さなことでもいいので、思い出して書いてみる。

③明日の目標

（　　　　　　　　　　）

明日やるべきことがはっきりして、前日のうちに不安要素も解消できる。目標が思いつかなければ、「興味がある○○のことを調べる」などでもOK。

リフレッシュのコツ②

写真を撮る

一瞬の「いいな」で気分が上向きに

POINT

日常の何気ないの生活の中で、「自分が気に入った瞬間」を写真におさめる。

効果

「これいいな」「おもしろいな」と感じるだけで、自律神経のバランスは整う。

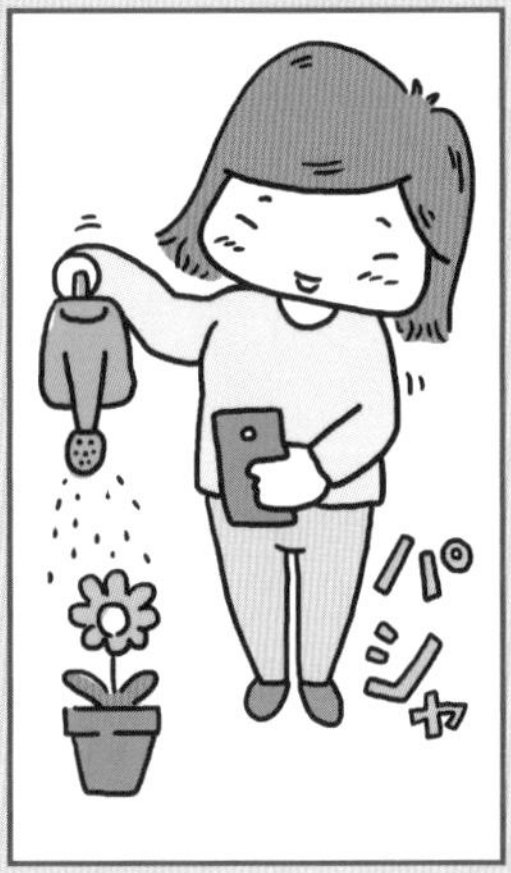

日々の生活の中で「小さなリセット」を繰り返す

忙しくて余裕がなく、コンディションが悪くなっているとき、日常をリセットする方法のひとつとしておすすめなのが「一日一枚写真を撮る」こと。目の前にある問題に意識を奪われて心に余裕がなくなっているとき、少し顔を上げて周りを見回し、気になった景色やものを一枚撮ってみましょう。

特別インスタ映えする写真を撮る必要はなく、ちょっと心に留まったものを撮るだけでです。それだけで忙しい日常のリセットになり、自分の気持ちを振り返ることができます。コンディションを整えるために悪い流れを断ち切り、少しでもいい流れに軌道修正しましょう。

リフレッシュのコツ③

音楽を聴く

「高音域」と「ゆらぎ」で効果UP

POINT

高音域で透明感のある楽器の演奏や、小川のせせらぎや波の音など、自然のゆらぎを感じる音はリラックス効果が高い。

効果

副交感神経が優位になり、心身ともに健康に。睡眠の質も向上する。

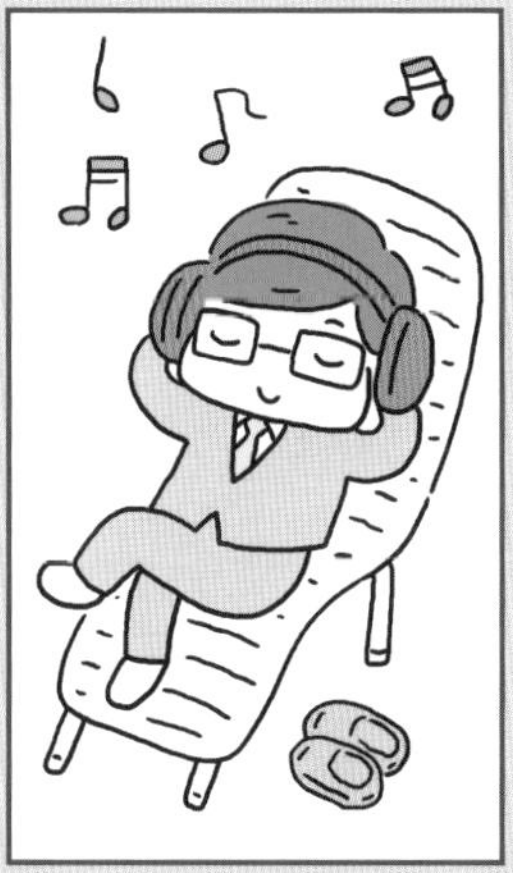

自分が心地よい音楽ならどんなものでもOK

人間の脳は、本能的に「音楽」を聴くと心地よく感じるようにプログラムされています。脳が外部から受け取る、さまざまな情報の中でも、音楽は自律神経のバランスをよくする効果があるといわれています。

音楽のジャンルは何でもよく、自分が好きだと思える音楽を聴くのがいちばん。この音楽を聴くと元気が出る、気分がよくなる、というものを選べば自律神経によい影響を与えてくれます。

ただし、心配事や悩み事があって、音楽を聴く元気が起きないときは、耳に心地いい穏やかな音楽を聴きましょう。

リフレッシュのコツ④

香りを用いる

いろいろな香りで気分を変える

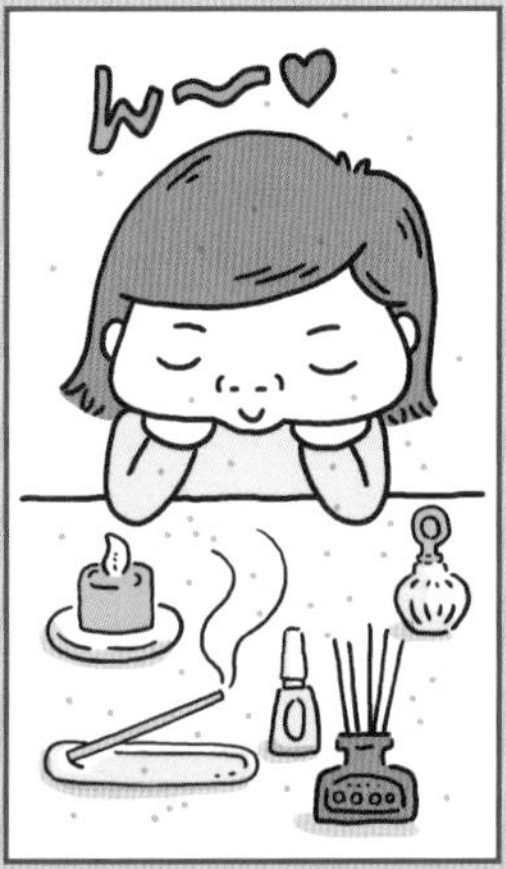

POINT

ひとつの香りを嗅ぎ続けると、鼻が香りに慣れてしまい効果を感じにくくなる。ときおり香りを替えると効果がUP。

効果

香りごとにさまざまな効果が期待できる（左ページ参照）。

ときどき香りを嗅ぐと緊張から解放される

緊張して交感神経が優位になり、ほどよい集中力となっていればよいパフォーマンスができます。ところが交感神経が過剰に高まって呼吸が浅くなると、血流も悪くなってパフォーマンスは低下します。

その緊張や集中から気をそらすためにおすすめなのが、いい香りを嗅ぐこと。「いい香りだな」と嗅覚がキャッチした情報は大脳に届き、大脳辺縁系から視床下部に伝わって、自律神経を整えます。それによりホルモン分泌も生まれ、血流がよくなって体温や血圧も安定します。香りはずっと体に付けるのではなく、ときどき嗅ぐほうが効果があります。

自分に合った香りを見つけよう

香りの活用によって、心身にさまざまな効果が期待できる。
それぞれの香りが持つとされる効果を参考に、
今の気分や体調に合った香りを探してみよう。
自分の好みの香りや、心地よいと感じる香りを用いることが大切。

ラベンダー

フローラルで穏やかな香り。鎮静やリラックス作用、不眠症にも。

▶安眠効果が期待できるので、おやすみ前のリラックスタイムに。

ベルガモット

グリーンシトラスの甘く爽やかな香り。鎮静とリフレッシュ作用。

▶気持ちに緊張や強張りがあるときに心を解放してくれる。

ゼラニウム

グリーンフローラルの甘く強い香り。精神のバランスを保つ作用。

▶不安やイラつきがあるときに、心を落ち着かせてくれる。

ネロリ

フローラルなオレンジの香り。高い鎮静作用があり「天然の精神安定剤」と呼ばれる。

▶副交感神経と交感神経にバランスよく効いて、鎮静と高揚作用を持つ。

サンダルウッド

甘くエキゾチックな香り。鎮静作用、精神強壮作用が期待できる。

▶脳の働きが活性化し、集中力を高めるため、考え事をするときなどに。

イランイラン

フローラルで甘く、強い香り。アドレナリンの分泌を抑える。鎮静作用。

▶不安やイライラを解消し、呼吸数や心拍数を穏やかに。

カモミール（ローマン）

青リンゴのような甘い香り。鎮静作用があり、不安やイライラを取り除く。

▶気分の浮き沈みが激しいとき、穏やかに落ち着きたいときに。

ローズマリー

フレッシュな草木の香り。「若返りハーブ」と呼ばれ、認知症対策にも。

▶気分が落ち込んでいるときや、深い悲しみがあるときに。

ジャスミン

しっとりした甘く強い花の香り。高揚と鎮静の作用が期待できる。

▶リラックス効果を促進し、ホルモンバランスを整える働きがあるとされる。

※上記は、医療的な効果が認められているものではなく、病気の治療・予防を目的とするものではありません。あくまでも気分を変えるための参考としてご活用ください。

関連する病気

間違いやすい病気

自律神経失調症との違いは？

気分の落ち込み、憂うつ感、やる気や集中力の低下……。こうした精神症状があらわれる病気は、自律神経失調症との区別が難しい。その違いは、「自律神経のバランスの乱れ」に起因しているかどうか。不安感や気分の落ち込みといった精神症状の強さや、症状があらわれるタイミングや期間、生活への影響力の度合いなどによっても判別できる。自律神経失調症が、時間や環境によって変化しやすいのに対し、その他の精神疾患は、比較的精神症状が強く、また長期的に症状があらわれる。

症状の違いを判断するのは難しいため、自己判断は禁物。もし、疑わしい症状が出たら、必ず医師に相談しましょう！

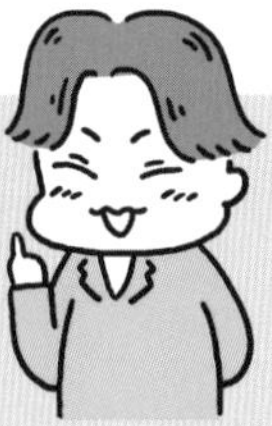

うつ病

精神的・身体的なストレスなど、さまざまな理由から脳の機能障害が起きている状態。強いストレスや不安を感じることで、気分が落ち込んだり、意欲が低下したりして、楽しいことを楽しいと感じられなくなります。

判断のポイント

・気分の落ち込み、憂うつ、無気力などの症状が2週間以上続いている。
・ストレスの原因から離れても症状が改善されず、薬も効きにくい。

パニック障害

突然の激しい動悸や息苦しさ、めまい、震えといった発作に襲われる病気。発作の再発に対する不安や恐怖によって、外出が制限されるなど、日常生活にも支障が出ます。また、うつ病に発展する場合もあります。

判断のポイント

・ストレスや不安の自覚に関係なく、突発的に症状があらわれる。
・「このままでは死んでしまう」「また発作が出たらどうしよう」といった強い不安に襲われる。

適応障害

とある出来事や状況に対し、必要以上に強いストレスや不安を感じる病気。どんなことにストレスを感じるか、どれくらい耐えられないのか、といった度合いは人それぞれ異なります。

判断のポイント

・ストレスや不安の原因となる環境から離れると、症状が改善されることがある。
・他人に相談をしても「そんなことで？」と言われることがある。

社交不安障害

人前で失敗したり、恥ずかしい思いをすることに極度の恐怖を感じ、学校や会社に行けなくなるなど、社会活動に支障が出る病気。脳内の神経伝達物質の不足によって起きると考えられています。

判断のポイント

・他者から注目を浴びる行動に、耐えられないほどの緊張を感じる。
・人前に出ると、赤面、大量の汗、動悸といった身体症状が過剰にあらわれる。

強迫性障害

自分の意思に反して、頭に思い浮かんだ行為をしなければならない強迫観念に駆られる病気。その行為をしないことで不安や恐怖の感情が過剰に付きまとい、日常生活に支障が出ます。

判断のポイント

・無駄・不合理だとわかっていても、頭から追い払うことができない行為がある。
・不安や恐怖が常に付きまとい、過度な確認行為を止めることができない。

症状別 INDEX

関連するページ

コウとフクコの仲直り
生活が変われば人生が変わる！

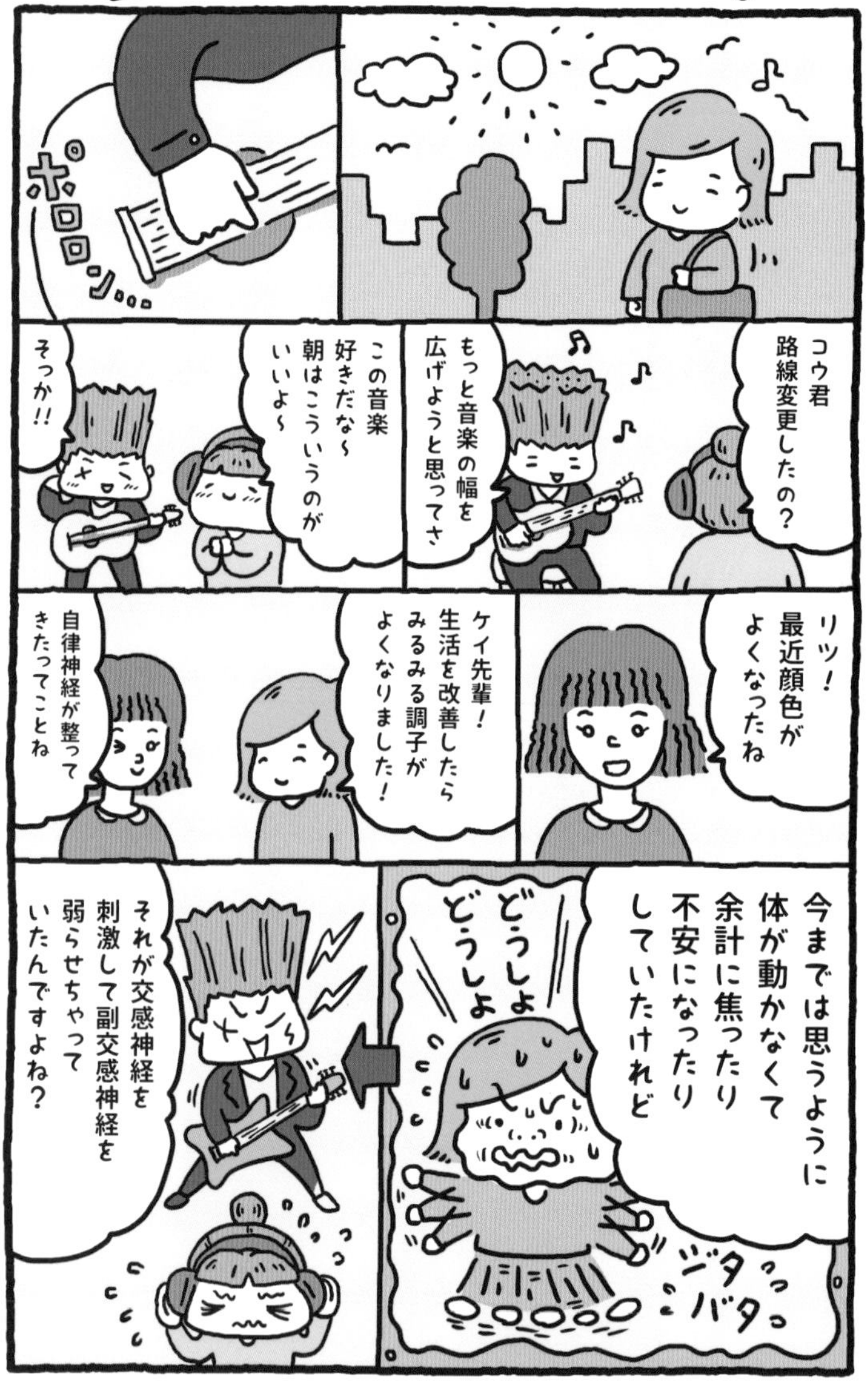

ポロロン…
コウ君 路線変更したの？
もっと音楽の幅を広げようと思ってさ
この音楽好きだな～ 朝はこういうのがいいよ～
そっか!!
リッ！ 最近顔色がよくなったね
ケイ先輩！ 生活を改善したらみるみる調子がよくなりました！
自律神経が整ってきたってことね
今までは思うように体が動かなくて余計に焦ったり不安になったりしていたけれど
どうしよ どうしよ
ジタッ バタッ
それが交感神経を刺激して副交感神経を弱らせちゃっていたんですよね？

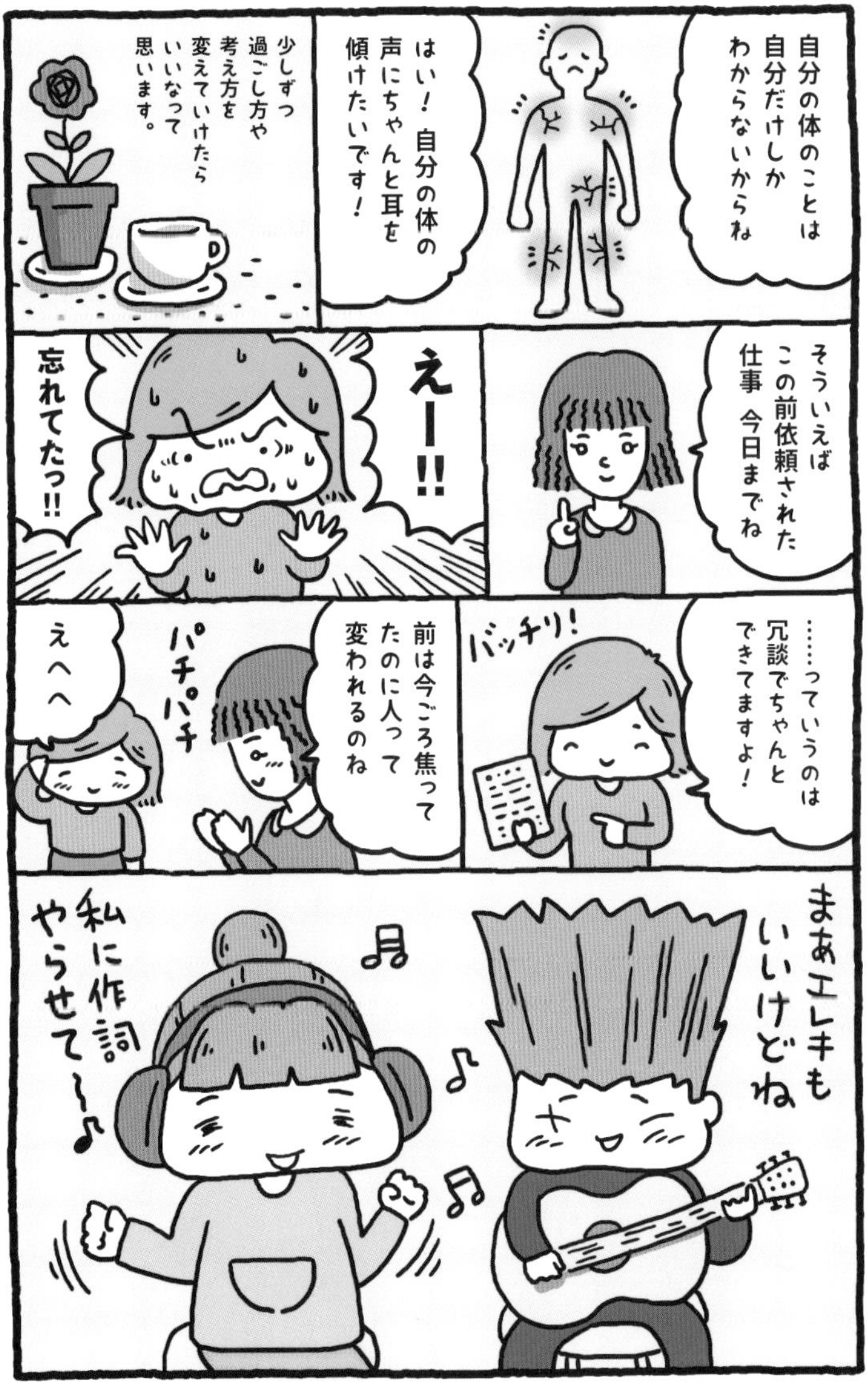

自分の体のことは
自分だけしか
わからないからね
はい！ 自分の体の
声にちゃんと耳を
傾けたいです！
少しずつ
過ごし方や
考え方を
変えていけたら
いいなって
思います。
そういえば
この前依頼された
仕事 今日までね
えー!!
忘れてたっ!!
……っていうのは
冗談でちゃんと
できてますよ！
バッチリ！
前は今ごろ焦って
たのに人って
変われるのね
パチパチ
えへへ
まあエレキも
いいけどね
私に作詞
やらせて～♪

いつも心と体に〝幸せ〟を

不安や怒りを抱えることが多い世の中。
忘れてはいけないのは、
自分が幸せを感じられる時間を
作ること。

幸せな気持ちは、
副交感神経の働きを高めてくれます。

おいしいものを食べる――
きれいな景色を見る――
好きな音楽を聴く――
心が落ち着く香りを嗅ぐ――

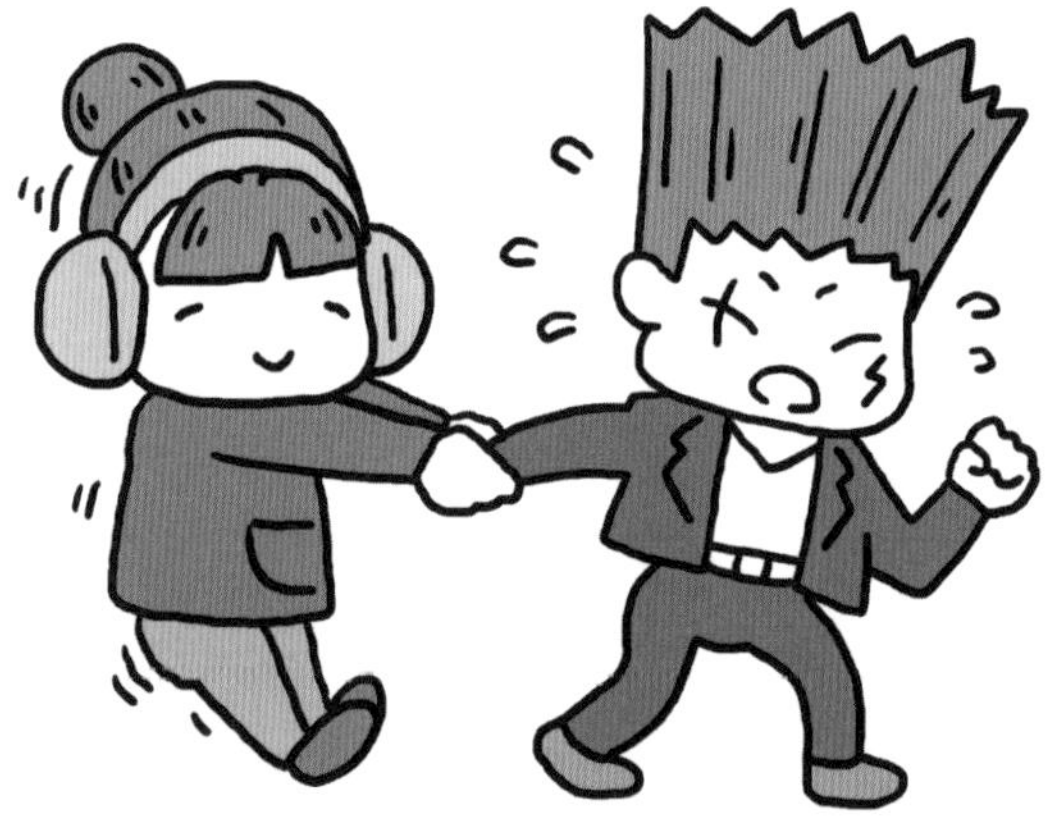

そんなささいなことで、
自律神経のバランスは整うのです。

そして、人と接するときには、
〝笑顔〟と〝感謝〟を忘れないこと。

自分だけでなく、周りの人たちにも
幸せな気持ちを伝えていきましょう。

人と人との間に距離を感じる時代だからこそ、
温かい心のつながりを持つことで、
あなたと、あなたの周りの大切な人たちの
自律神経が整うのです。

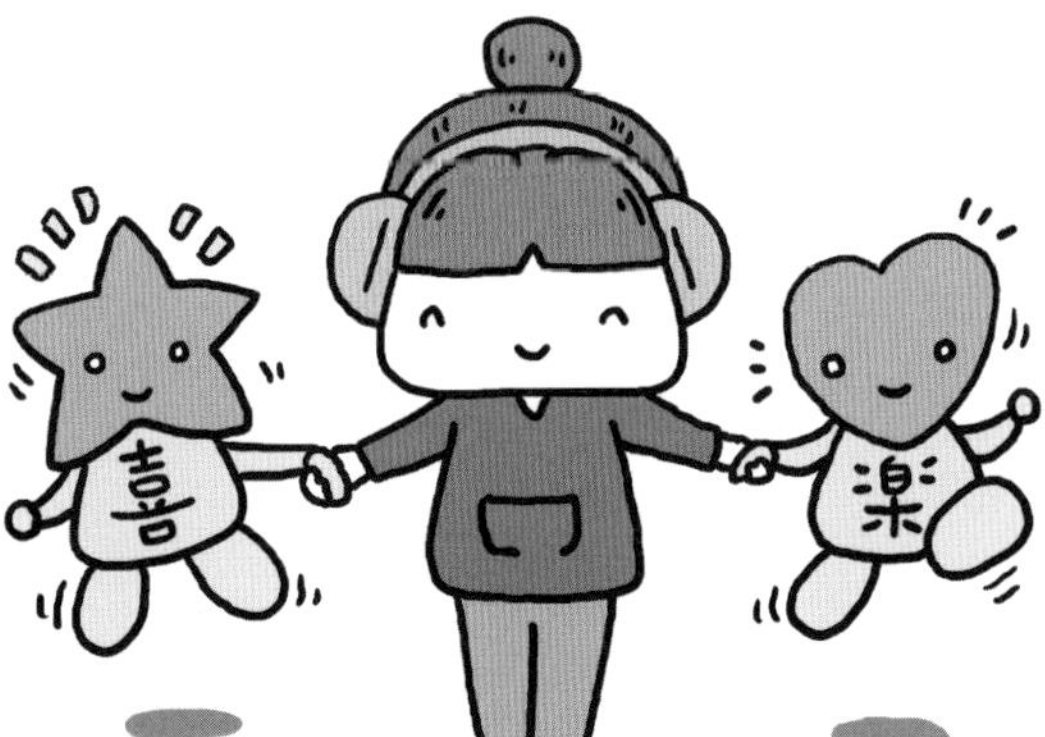

［監修］**小林弘幸**（こばやし・ひろゆき）
1960年生まれ。順天堂大学医学部教授。日本スポーツ協会公認スポーツドクター。自律神経研究の第一人者として、プロスポーツ選手、アーティスト、文化人へのコンディショニング、パフォーマンス向上指導に関わる。著書に『整える習慣』（日経ビジネス人文庫）、『免疫力が10割 腸内環境と自律神経を整えれば病気知らず』（プレジデント社）など多数。

［制作］
企画・編集　福永真依、若狭和明（以上、スタジオポルト）
　　　　　　田口香代
デザイン　東京100ミリバールスタジオ
イラスト　本田しずまる

【読む常備薬】
決定版! 図解いちばんわかりやすい自律神経
「血流」「内臓」、自分でコントロールできない体の働きをリセット

2021年8月20日　初版印刷
2021年8月30日　初版発行

監　修　小林弘幸
発行者　小野寺優
発行所　株式会社河出書房新社
〒151-0051 東京都渋谷区千駄ヶ谷 2-32-2
電話　03-3404-1201（営業）
　　　03-3404-8611（編集）
https://www.kawade.co.jp/
印刷・製本　大日本印刷株式会社

Printed in Japan
ISBN978-4-309-29158-1